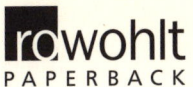

HEIKE DIERBACH

Die SEELEN-Pfuscher

Pseudo-Therapien,
die krank machen

ROWOHLT TASCHENBUCH VERLAG

Die Interviews, aus denen in diesem Buch zitiert wird, wurden für die Zeitschrift *Stern Gesund Leben* geführt.

Originalausgabe
Veröffentlicht im Rowohlt Taschenbuch Verlag,
Reinbek bei Hamburg, Dezember 2009
Copyright © 2009 by Rowohlt Verlag GmbH,
Reinbek bei Hamburg
Illustrationen Kathrin Schüler, Hamburg
Umschlaggestaltung ZERO Werbeagentur, München
(Foto: Comstock/Corbis)
Satz aus der Stempel Schneidler PostScript (PageOne)
Gesamtherstellung CPI – Clausen & Bosse, Leck
Printed in Germany
ISBN 978 3 499 62586 2

Inhaltsverzeichnis

7 Einleitung: DIE LEBENSGEFÄHRLICHE LEBENSHILFE

15 Wieder glücklich an einem Wochenende!
TYPISCHE EIGENSCHAFTEN VON PSEUDO-THERAPIEN

25 Aber ... DIE HÄUFIGSTEN ARGUMENTE DER ANHÄNGER
VON PSEUDO-THERAPIEN

37 REBIRTHING: Durch Hyperventilation neu geboren?

47 FESTHALTETHERAPIE nach Prekop

59 FAMILIENAUFSTELLUNG (nach Hellinger)

93 THE SECRET: Das Gesetz der Anziehung

105 HOFFMAN-QUADRINITY-PROZESS

123 REINKARNATIONSTHERAPIE

137 THE WORK

149 CHANNELN / ENGELTHERAPIE

165 **FERNHEILUNG**

187 Suchen Sie Hilfe – ABER DIE RICHTIGE!

229 Mehr Schutz für Patienten:
MASSNAHMEN GEGEN SCHARLATANE

241 Adressen

244 Quellen

Einleitung: DIE LEBENSGEFÄHRLICHE LEBENSHILFE

Eine junge Mutter will klären, was nach der Trennung von ihrem Mann für ihre vier Kinder das Beste ist. Sie versucht es mit einer Familienaufstellung, von der sie schon viel Gutes gehört hat. Während der öffentlichen Sitzung beschimpft der Aufsteller die Frau derart, dass sie weinend hinausläuft. Noch am selben Tag schreibt sie einen Abschiedsbrief. Sie will, dass ihre Tat «für die Kinder die Ordnung wiederherstellt», sagt sie, und nimmt sich das Leben. Eine andere Frau hat Asthma. Rebirthing, hat man ihr gesagt, hilft da mit Sicherheit. Nachdem sie die Atemtechnik probiert hat, gerät sie in eine Atemnot, die die Ärzte nicht mehr stoppen können. Sie stirbt, die Rebirtherin wird wegen fahrlässiger Tötung verurteilt. Eine Frau möchte wissen, ob sie früher schon einmal gelebt hat. Während einer Reinkarnations«therapie» erlebt sie sich als Scharfrichter im 15. Jahrhundert. Im Anschluss ist sie wegen heftiger Schuldgefühle so suizidgefährdet, dass sie für ein halbes Jahr in die Psychiatrie muss.

Diese Fälle sind alle so passiert. Menschen haben ihr Leben, ihre geistige Gesundheit oder auch nur ihr Wohlbefinden verloren, nachdem sie an esoterischen oder «alternativen» Psycho-Techniken teilgenommen haben. Techniken, die in keiner Weise fundiert oder erprobt waren. Durchgeführt von Personal, das weder Psychologie noch Medizin studiert hatte. Viele meinten es durchaus gut, andere wollten nur Geld machen. Würden Sie Ihren Körper bei jemandem unters Messer legen, der nicht Medizin studiert hat? Sondern aus Wochenendseminaren oder spiritueller Eingebung zu wissen glaubt, wo er schneiden muss? Tausende Menschen tun dies mit ihrer Seele. Oft enttäuscht von den herkömmlichen Psychotherapien sind Menschen bereit, sich auf «unkonventionelle» Methoden einzulassen – zumal, wenn diese sich mit Beschreibungen wie «ganzheitlich» oder «sanft» schmücken. Schaden kann's ja nicht? Das ist leider ein Irrtum: Die Seele ist eines der verletzlichsten Teile des Menschen. Pfusch daran kann gravierende Folgen haben. Manchmal tödliche.

Natürlich kann auch ein Therapeut einer anerkannten psychotherapeutischen Methode Fehler machen. Aber bei vielen esoterischen Psycho-Techniken liegt der Fehler bereits in der Methode. Etwa, wenn Techniken körperlich riskant sind, wenn massive Grenzüberschreitungen als notwendig dargestellt werden oder Anbieter es sich zur Aufgabe machen, einem Patienten die Lösung seiner Probleme vorzugeben. Und wenn sie schlicht keine Ausbildung haben, um seelische Notfälle aufzufangen.

Warum aber wagen sich überhaupt so viele Menschen an Methoden, die in keiner Weise wissenschaftlich gesichert sind? Nach einem Bericht des Enquete-Kommission «Sekten und Psychogruppen» des Bundestages gibt es mittlerweile über 1000 verschiedene Verfahren in Deutschland. Die Zahl der alternativen Anbieter liegt dabei mit schätzungsweise 10 000 bis 20 000 etwa genau so hoch wie die der seriösen niedergelassenen Fachärzte und psychologischen Psychotherapeuten (17 000). Dazu muss man wissen, dass die Zahl der seelischen Beschwerden in der Gesellschaft insgesamt steigt: Die Fehlzeiten wegen psychischer Erkrankungen haben seit 1995 um 80 Prozent zugenommen (laut Bericht der AOK vom Februar 2009). Nach einem Bericht des Bundesministeriums für Bildung und Forschung erleidet knapp jeder dritte Deutsche einmal in seinem Leben eine psychische Erkrankung, etwa eine Depression oder unerklärliche Panikanfälle. Viele der Betroffenen haben Scheu, eine echte Psychotherapie zu beginnen. Da klingt das Angebot, es doch erst mal mit einem Wochenendseminar zu versuchen, verlockend. Dass dies nicht sanfter, sondern in vielen Fällen härter ist als eine Therapie, sagen die Anbieter nicht.

Den Teilnehmern ist dabei keinerlei Vorwurf zu machen. Ihre Energie und auch der Mut, etwas verändern zu wollen, verdienen Respekt. Wie riskant die Techniken sind, ist für sie oft nicht erkennbar. Vielleicht haben Freunde damit gerade gute Erfahrungen gemacht. Oder sie verlassen sich zu Recht darauf, dass die Volkshochschule, die das Seminar anbietet, die Qualität prüft. Oft lässt sie auch der versprochene Erfolg die Bedenken in Kauf nehmen. Denn nicht selten sind die Teilnehmer verzweifelt. Weil ihr Hausarzt sie in zehn Minuten abgefertigt und nur ein Beruhigungsmittel verschrieben hat. Weil sie dringend Hilfe brauchen, aber die öffentliche Erziehungsberatungsstelle sechs Wochen Wartezeit hat. Weil es ihnen so schlechtgeht, dass sie etwas suchen, was schnell hilft. Oder weil sie todkrank sind. Die Anbieter nutzen diese Verzweiflung aus, um ihre Kurse und ihr Portemonnaie zu füllen und ihrem Ego zu schmeicheln. Das ist in etwa so, als würde man einem Verdurstenden in der Wüste eine Flasche Essig für 20 Euro verkaufen.

Denn eine echte Therapie haben die Rebirther, Engelseher und Familienaufsteller nicht anzubieten. Ihre Techniken schaffen zwar oft intensive Erlebnisse, aber sie leisten nicht, was eine Psychotherapie kann: alte Verletzungen zu heilen, destruktive Verhaltensmuster zu überwinden, neue auszuprobieren, damit der Betroffene am Ende stärker durchs Leben geht. All dies ist in der Kürze der Zeit nicht möglich – und die allermeisten Anbieter sind auch nicht qualifiziert dafür. Deshalb sind sie auch keine Therapeuten, und ihre Techniken sind keine Therapien, sondern bestenfalls «Pseudo-Therapien». Sie gaukeln dem Teilnehmer vor, er habe etwas bearbeitet. Oft hat er es aber nur aufgerissen und kann selbst sehen, wie er nun damit zurechtkommt.

Bei den meisten hier vorgestellten Techniken geht es nicht nur um potenzielle Risiken, sondern es gibt bereits Geschädigte oder Tote. Ihre genaue Zahl kennt niemand, da nur die Fälle überhaupt bekanntwerden, die anschließend professionelle Hilfe suchen, und auch diese werden nicht systematisch erfasst. Sicher ist aber: Immer mehr Menschen geht es nach der Teilnahme an Pseudo-Therapien schlechter als vorher. Allein bei der Sekten-Info Nordrhein-Westfalen haben sich von 2005 bis 2008 die Anfragen wegen Problemen mit esoterischen Methoden verdoppelt, von rund 60 auf 120 im Jahr. Die bundesweite Dunkelziffer liegt sicherlich um einiges höher.

Nun werden Befürworter einwenden, dass es doch aber auch viele begeisterte Teilnehmer der Methoden gibt. Dabei muss man aber drei Punkte bedenken: Erstens ist gar nicht sicher, ob es wirklich so viele sind. Es mag den Anschein haben, wenn sich auf der Website eines Anbieters viele entsprechende Berichte finden. Aber wirklich aussagekräftig ist es nicht – dazu müsste man systematisch und mit wissenschaftlichen Methoden alle Teilnehmer einer Technik aktiv befragen. Erfahrungsgemäß melden sich nämlich jene, die enttäuscht sind, hinterher nicht zu Wort. Die Geschädigten schon gar nicht.

Zum Zweiten kann eine unseriöse Technik durchaus den ersten Eindruck vermitteln, sie habe «viel gebracht». Schließlich geht der Teilnehmer oft durch intensive Gefühlserlebnisse, und entsprechend fühlt er sich hinterher anders als vorher, so wie man sich auch am Ende eines Urlaubs besser fühlt. Entscheidend ist aber, ob der Effekt anhält – oder ob nach zwei Monaten wieder alles beim Alten ist. Seriöse Psychotherapien prüfen das genau, wie am Ende des Buches erläutert wird. Unseriöse interessieren sich, wenn überhaupt, nur für den kurzfristigen Effekt.

Der dritte Punkt ist der entscheidende und der Grund, warum dieses Buch geschrieben wurde. Eine Therapie soll nicht nur relativ sicher helfen, sie darf auch nicht schaden. Dem Patienten darf es hinterher nicht schlechtergehen als vorher. Die Verantwortung dafür trägt nicht der Patient, sondern ausschließlich der Therapeut. Und genau dies ist bei den vorgestellten Techniken nicht gegeben. Sie enthalten Elemente, die Patienten schädigen können, zum Teil sogar schwer. Die meisten haben bereits Menschen geschädigt. Das ist nicht akzeptabel, egal, wie viele andere angeblich geheilt wurden. Drei begeisterte Teilnehmer wiegen nicht die eine auf, die nach der Familienaufstellung eine Psychose entwickelt hat. Das wäre ein «survival of the fittest» in der Psychotherapie.

Natürlich steht es jedem frei, eine solche Technik dennoch auszuprobieren. Doch dieses Buch liefert kein Pro und Kontra. Das würde bedeuten, dass man diese Techniken aus psychologischer Sicht ernst nimmt und sie mit den fundierten Psychotherapien auf eine Stufe stellt. Dieses Buch stellt neun Techniken vor, die erwiesenermaßen für Patienten gefährlich werden können: mit theoretischer Grundlage, Technik, erhoffter Wirkung – und Risiken. Es liefert Argumente, sich diesen Techniken *nicht* auszusetzen, sie aus dem Kursprogramm der Volkshochschule zu streichen, den Partner, die Freundin davor zu schützen.

Dieses Buch wäre nicht möglich gewesen ohne den Sachverstand und das Engagement vieler Fachleute: Professoren, die wissenschaftliche Standards verteidigen, Beraterinnen, die sich um das Wohlbefinden von Ratsuchenden sorgen, Juristen, die sich gegen die Misshandlung Schutzbefohlener einsetzen, Psychotherapeutinnen und Ärzte, die geschädigte Patienten behandeln, Vorsitzende von Berufsverbänden, die sich gegen die Vereinnahmung durch Scharlatane wehren. Sie alle finden in diesem Buch deutliche Worte über die Gefahren von Pseudo-Therapien. Ihnen gilt mein Dank, denn sie zeigen zugleich, wie hoch die Qualität psychotherapeutischer Versorgung in Deutschland ist. Zwar ist das Angebot noch nicht überall ausreichend und sind die Wartezeiten oft zu lang. Aber qualitativ haben wir heute wirklich gute Methoden und Fachleute, um psychische Beschwerden zu behandeln und oft sogar zu heilen. Wir brauchen keine Seelenpfuscher.

Anmerkung zur Wortwahl:
Aus Gründen der Lesbarkeit wurde auf die durchgehende Verwendung von weiblicher und männlicher Form verzichtet. Wenn sehr überwiegend von Frauen die Rede ist, wird die weibliche Form verwendet.

Niedergelassene Psychotherapeuten bezeichnen behandelte Personen nicht als Patienten, sondern als Klienten. In Kliniken wird jedoch bei denselben Störungsbildern von Patienten gesprochen. Da dieser Begriff auch in der Öffentlichkeit bekannter ist, wird er in diesem Buch durchgehend verwendet.

Spiritualität und Psychotherapie?

Dieses Buch zeigt ausführlich, welche Gefahren darin liegen, wenn Psychotherapie mit einer bestimmten Glaubensrichtung oder übersinnlichen Elementen vermischt wird. Nichtsdestotrotz sind aber viele Menschen auf der Suche nach einem tieferen Sinn, nach etwas, in das sie eingebunden sind. Diese Suche, offenbar ein urmenschliches Bedürfnis, ist zu respektieren, und die seriöse Psychotherapie muss ihm Rechnung tragen. Denn der Glaube kann zugleich eine wichtige Ressource für seelische Gesundheit und auch für Heilung sein (er ist aber nicht allein bereits die Heilung). So sind etwa gläubige Menschen weniger suizidgefährdet.

Wie kann die seriöse Psychotherapie Spiritualität respektieren und als Unterstützung der Therapie nutzen, ohne absolutistischen Glaubensrichtungen Tür und Tor zu öffnen? Einige Vorschläge hat der britische Psychiaterverband «Royal College of Psychiatrists» (RCP) vorgelegt, der eine eigene Arbeitsgruppe zu dem Thema hat. Zuerst müssten Psychotherapeuten klarstellen, was Spiritualität eigentlich genau sein soll. Die RCP definiert sie als «ein tiefes Gefühl von Sinn und Ziel des Lebens, verbunden mit einem Gefühl von Zugehörigkeit». Spiritualität muss also nicht notwendigerweise bedeuten, an Übersinnliches zu glauben oder erleuchtet zu sein. Sie kann auch darin liegen, dass sich jemand am Ufer eines Waldsees geborgen fühlt oder dankbar ist für alles Gute, das ihm schon widerfahren ist.

Der RCP empfiehlt, dem Patienten Raum zu geben, seine ganz persönliche Spiritualität zu leben, eventuell auch zu entdecken. Kliniken und Therapeuten könnten dies unterstützen, etwa durch ausreichende Pausen, Ausflüge in die Natur, Möglichkeiten für Patienten, sich kreativ auszudrücken. Patienten sollten ermutigt (aber nicht verpflichtet!) werden, einen Sinn in den verschiedenen Lebensereignissen zu finden, auch in Krankheit. Sie sollten das Gefühl haben, dass der Therapeut es gutheißt, wenn sie etwa ihre Beziehung zu Gott entwickeln. Therapeuten können diesen Prozess auch aktiv fördern, etwa durch Fragen wie «Was gibt Ihnen Hoffnung?» oder «Kennen Sie Situationen, in denen Sie sich wirklich zugehörig fühlten?». Dabei sind dies aber immer nur Angebote an den Patienten, sich selbst auf die Suche zu machen. Und: Spirituelle Erlebnisse können eine fundierte Psychotherapie unterstützen, aber nicht ersetzen.

Die Vorschläge der britischen Psychiater machen klar, wo der Unterschied zu Pseudo-Therapien liegt. Denn diese ermutigen den Patienten eben nicht, sich selbst auf die Suche zu machen, und damit ja auch eigene Stärken zu entwickeln, sondern geben ihm eine fertige Spiritualität quasi in der Packung vor. Wobei sich nach der obigen positiven Definition die Frage stellt, ob Pseudo-Therapien überhaupt wirklich spirituell sind – zielen doch viele de facto darauf ab, Menschen auszuschließen und Hierarchien aufzustellen (etwa Erleuchtete versus Menschen, die «noch nicht so weit sind»).

Die Vorschläge der RCP zeigen, wie auch spirituelle und gläubige Menschen in der seriösen Psychotherapie (wieder) eine Heimat finden könnten, damit sie nicht bei Seelenpfuschern ihre Gesundheit riskieren.

Wieder glücklich an einem Wochenende!
TYPISCHE EIGENSCHAFTEN VON PSEUDO-THERAPIEN

Die vorgestellten Methoden erscheinen auf den ersten Blick sehr unterschiedlich. Bei genauerer Betrachtung haben sie jedoch viel gemeinsam. Dies sind auch genau die Punkte, in denen sie sich von seriösen Psychotherapien unterscheiden – und die für Ratsuchende gefährlich werden können.

Die Technik soll alle seelischen Beschwerden in kurzer Zeit und ein für alle Mal beheben.
Anbieter von Pseudo-Therapien wollen potenzielle Kunden überzeugen, eine Behandlung oder einen Kurs bei ihnen zu buchen oder ihr Buch zu kaufen. Dazu locken sie mit sehr weitreichenden Versprechen: Mit der Technik soll es *jeder* schaffen, *alle* seine Probleme schnell und für *immer* zu lösen. Aber mit diesen Versprechen ist es wie mit den Blitzdiäten: Sie sind reine Marketingtricks. Sie nutzen die Hoffnungen Ratsuchender aus. Denn der Wunsch nach schneller Hilfe ist weit verbreitet. Und er ist ja auch verständlich und legitim, wenn es jemandem gerade sehr schlechtgeht.

In diesen Versprechen liegt die größte Anziehungskraft unseriöser Techniken und auch der Grund, warum sie sich immer wieder gegen seriöse Therapien durchsetzen. In einer kassenfinanzierten tiefpsychologisch orientierten Therapie plant die Therapeutin vielleicht mit einem, zwei

Jahren Dauer. Eine Garantie auf Heilung gibt es nicht, aber eine sehr gute Chance. Die Therapeutin betont, dass nicht sie die Klientin heilt, sondern dass beide gemeinsam arbeiten wollen. Das klingt anstrengend (ist es auch, aber nicht nur)! Wie viel attraktiver ist da etwa eine Reinkarnationstherapie, die sagt: Du legst dich einmal hin, reist in ein früheres Leben, und deine Probleme sind gelöst! Aber so funktioniert die Seele nicht. Veränderungen brauchen Zeit, wenn sie von Dauer sein sollen. Ein sexueller Missbrauch etwa ist eine schwere Verletzung. Die kann und muss nicht an einem Wochenende heilen. Manches ist auch so schwer, dass es auch mit der besten Therapie nie ganz «verschwinden» wird. Der Patient kann aber einen Umgang damit entwickeln und trotzdem ein gutes Leben führen.

Viele Betroffene geben den Glauben dennoch nicht auf, einmal die richtige Blitz-Technik zu finden. Sie absolvieren dann hintereinander eine Familienaufstellung, Rebirthing, den Quadrinity-Prozess und schicken Bestellungen ans Universum. Immer in der Hoffnung: Diesmal klappt's!

Der Nachweis der angeblichen Wirkung stützt sich nur auf Fallberichte, die ausführlich und dramatisch geschildert werden.
Auf den Webseiten der Anbieter finden sich erstaunliche Berichte von Erfolgen (obwohl dies Heilpraktikern verboten ist). Das macht natürlich neugierig und weckt Hoffnungen: Wenn es dieser Betroffenen doch geholfen hat, ist es vielleicht auch etwas für mich? Wo sie doch genau die gleichen Beschwerden hat! Aber erstens haben Sie keine Garantie, dass es diese Fälle wirklich gibt und sie sich tatsächlich so abgespielt haben. Zweitens wissen Sie nicht, wie viele negative Fälle es gab, die natürlich nicht auf der

Website stehen. Und drittens sagen ein oder mehrere Fälle noch nichts über die Methode an sich aus. Seriöse Psychotherapien stellen viel höhere Anforderungen. Grundsätzlich gilt: Erst Untersuchungen mit mehreren Tausend Patienten zeigen, ob eine Technik wirklich systematisch etwas verändert – oder ob es sich nur um Zufallserfolge handelt. Solche Untersuchungen gibt es für die hier vorgestellten Techniken nicht. Ihre angebliche Wirkung ist in keiner Weise bewiesen.

Die Anbieter sind mangelhaft oder gar nicht therapeutisch ausgebildet.
Psychotherapeut zu werden, ist eine der aufwendigsten Ausbildungen in unserer Gesellschaft. Es erfordert ein abgeschlossenes Studium und mehrere Jahre Zusatzausbildung. Die Anbieter von Pseudo-Therapien haben hingegen oft gar keine entsprechende Ausbildung – sie sind eigentlich Sekretärinnen, Betriebswirte oder Techniker. Wenn überhaupt, haben sie ein paar Wochenendkurse besucht. Manche beziehen ihre Qualifikation auch nur aus angeblichen übersinnlichen Erlebnissen. Einige Institute werben zwar mit «Standards» und einem «Diplom». Aber das sind keine geschützten Begriffe, solange die Anbieter sie nicht für tatsächliche Diplomfächer wie Psychologie oder Ingenieurwissenschaften verwenden. Jeder kann zu einer von ihm erfundenen Technik ein Institut eröffnen, sich Standards ausdenken und Diplome vergeben, auch wenn er von dem Fach gar keine Ahnung hat. Selbst wenn die «Ausbildung» für eine bestimmte Technik genau festgelegt ist, so ist dies kein Zeichen für Qualität. Denn die Methode, in der ausgebildet wird, ist eben keine Psychotherapie, sondern oft nur eine selbstausgedachte Technik, die noch dazu gefährliche Nebenwirkungen hat. Achtung: Auch ver-

wandte Ausbildungen wie Lehrer oder Krankenschwester reichen nicht, um Psychotherapie zu betreiben.

Nicht selten werben die Anbieter damit, wie sehr ihnen die Technik selbst geholfen habe. Da wird ausführlich berichtet, dass man selbst depressiv war oder gar suizidgefährdet. Zwar darf auch ein Psychotherapeut durchaus psychische Probleme haben oder selbst eine Therapie machen. Dies allein qualifiziert ihn aber in keiner Weise, andere zu behandeln. Bei nicht wenigen Anbietern zeigen sich zudem problematische, narzisstische Persönlichkeitszüge. Sie glorifizieren ihre Erfindung, lassen sich von Patienten bewundern und benutzen diese, um ihr eigenes Ego aufzubessern.

Die Technik reißt in kurzer Zeit viel auf.
Hier liegt eine der größten Gefahren von Pseudo-Therapien. Die Anbieter vermitteln den Teilnehmern, es sei günstig, möglichst alle Verletzungen aufzudecken. Nur dann werde man sie los – eine Art Frühjahrsputz für die Seele. Teilnehmer werden zuweilen regelrecht gedrängt, schnell alles zu erzählen, schlimmste Momente nochmal zu durchleben oder Gefühle ins Extreme zu steigern. Dies ist ein grober therapeutischer Fehler. Verdrängung ist keine Fehlfunktion, sondern ein Schutzschild der Seele. Der Mensch bewahrt sich damit erst mal vor Überforderung. Denn wenn Schmerz zu stark wird, kann der Geist kollabieren – der Mensch gleitet in einer Psychose, eine Wahnvorstellung ab. Das heißt nicht, dass man an Verdrängungen nicht arbeiten kann. Auch seriöse Psychotherapien nähern sich traumatischen Erlebnissen, aber immer sehr langsam und vorsichtig. Sie respektieren auf jeden Fall, wenn jemand eine Grenze (noch) nicht überschreiten möchte.

Die Technik arbeitet mit übersinnlichen Elementen.
Dies trifft nicht auf alle, aber auf die meisten der vorgestellten Pseudo-Therapien zu. Sie enthalten ein Element, das mit der Vernunft nicht zu erklären ist: ein «wissendes Feld», Engel, Botschaften aus früheren Leben. Kurz: Dinge, deren Existenz sich nicht beweisen lässt, sondern an die man glauben muss (damit die Technik wirkt). Das mag auf den ersten Blick entlastend sein – eine «höhere Macht» kümmert sich um den Patienten. Tatsächlich aber räumt er dieser höheren Macht Einfluss auf sein Leben ein, und der Ausgang der Technik wird für ihn unkontrollierbar. Besonders gefährlich wird es, wenn der Anbieter als Vermittler dieser Macht auftritt, wie etwa bei der Familienaufstellung. Denn dann kann er seine eigenen Ansichten als therapeutisch notwendig verkaufen – etwa, dass der Onkel, der ein Kind missbraucht hat, nicht angezeigt werden soll. Oder dass die Kinder nach einer Trennung beim Vater leben müssen. Für den Patienten ist es sehr schwer, solche Ratschläge abzulehnen, denn er möchte ja eine Verbesserung erreichen. Nicht wenige Anbieter missbrauchen ihre Position auch dazu, Patienten zu beschuldigen oder zu beschimpfen – alles unter dem Deckmantel der höheren Macht.

Die Technik gibt konkrete Ratschläge.
Für seriöse Psychotherapeuten gibt es eine goldene Regel: Sage niemals einem Patienten, wie er sein Leben gestalten soll. Unterstütze ihn dabei, es selbst herauszufinden. Du kannst durchaus einen Vorschlag machen, aber wenn der Patient ihn ablehnt, ist es auch o. k., denn es gibt viele Wege zum Glück. Da die allermeisten Anbieter von Pseudo-Therapien keine Psychotherapeuten sind, kennen sie diese Regel nicht. Und praktizieren das genaue Gegenteil: Sie

geben Patienten ungefragt Ratschläge, ja regelrecht Anweisungen, was sie tun und lassen sollen. Manchmal ist dies zentraler Bestandteil der Technik, wie etwa bei der Familienaufstellung. Aber auch die Anbieter anderer Techniken, die erst weniger direktiv wirken, nutzen die Ratlosigkeit von Patienten, um ihnen eine konkrete Lebensgestaltung vorzugeben oder doch zumindest nahezulegen.

Die Technik vermittelt ein konservatives, enges Weltbild.

Manche Leser werden an dieser Stelle stutzen. Sind Pseudo-Therapien nicht alternative Angebote und als solche fortschrittlich, tolerant und offen? Auf den ersten Blick vermitteln sie diesen Eindruck, und viele der Teilnehmer dürften auch eher zum sozialdemokratischen bis grünen oder linken Spektrum gehören. Untersucht man aber genauer, welches Welt- und Menschenbild hinter den Techniken steht, so ist dies oft weit rechts von der Christdemokratie einzuordnen und passt kaum zur Realität des 21. Jahrhunderts. Da wird etwa vermittelt, dass für die Erziehung von Kindern vor allem die Frauen zuständig seien. Dass ein gewalttätiger Ehemann für sein Handeln nicht selbst verantwortlich ist, sondern durch die Frau dazu getrieben wird. Dass man Homosexuelle «heilen» müsse. Dass Mütter besser nicht arbeiten sollten. Manchmal wird dies nicht so deutlich ausgesprochen. Es wird dann nur gesagt, dass die Bindung «Schaden nehme», wenn die Mutter «ihre Karriere» verfolge. Man kann sich vorstellen, was dies in einer verzweifelten berufstätigen Mutter auslöst, die mit ihrem hyperaktiven Kind in die Behandlung kommt.

Zudem beinhalten vor allem die esoterischen Techniken oft elitäre Ansprüche: Die «Meister» oder «Erleuchteten» stehen moralisch über den anderen, die «noch nicht so weit sind». Der Ratsuchende erlebt sich dadurch vor allem als schwach und fehlerhaft, die «Therapeuten» hingegen wirken perfekt und allmächtig. In vielen Dankesschreiben, mit denen sich die Anbieter brüsten, ist dieses Gefälle deutlich erkennbar.

Wenn die Technik doch nicht hilft, ist der Patient schuld.
Viele Techniken garantieren dem (zahlenden) Kunden die hundertprozentige Heilung und geraten natürlich in akute Erklärungsnot, wenn es ihm nachher kein Stück besser-, sondern sogar schlechtergeht. Bei praktisch keinem Anbieter habe ich erlebt, dass er durch die Berichte über geschädigte Teilnehmer ins Nachdenken gekommen ist. Stattdessen schlug der bislang supersanfte Ton urplötzlich in Feindseligkeit gegen den Betroffenen um: «Der war einfach noch nicht reif.» – «Er hat sich nicht drauf eingelassen.» – «Sie wollte gar nicht gesund werden.» – «Sie macht es sich in ihrer Verdrängung gemütlich.» – «Wie hätte ich erkennen sollen, dass sie suizidgefährdet ist?» Oft werden auch andere Teilnehmer zu einer solchen abwertenden Haltung gegenüber den «Versagern» ermuntert.

Patienten derart zu beschimpfen, ist immer ein grober therapeutischer Fehler – egal, aus welchem Grund. Denn ein Patient hat das Recht, schwierig zu sein, mit einer Technik Probleme zu haben oder sie gar ganz abzulehnen. Dass er dennoch keinen Schaden davonträgt, ist die Verantwortung des Therapeuten.

Die Anbieter kontern Berichte über geschädigte Patienten auch gern damit, vielen anderen habe die Technik aber geholfen – also trage der Erfolglose selbst die Verantwortung. Ein solches Aufrechnen ist nicht nur unwissenschaftlich, sondern auch menschlich zynisch. Sollen vier angeblich geheilte Depressive wiedergutmachen, dass die fünfte einen Suizidversuch unternommen hat? Weil der Heilpraktiker die Gefahr nicht erkannt hat, gar nicht erkennen konnte, weil ihm schlicht die Ausbildung fehlt? Bei Medikamenten reichen oft wenige ungeklärte Komplikationen, damit ein Mittel wieder vom Markt genommen werden muss. Ebenso ist es bei der staatlichen Prüfung von Psychotherapien: Schon wenn nur zehn Prozent der Studien schädliche Effekte nachweisen, wird die Anerkennung versagt. Und das ist gut so.

Der Patient muss sicher sein können, dass es ihm durch Psychotherapie nicht schlechter geht als vorher.

Wer nutzt Pseudo-Therapien – und warum?

Natürlich lassen sich die Nutzerinnen und Nutzer von Rebirthing, Channeln oder Rückführung nicht wie Versicherte bei den Krankenkassen systematisch erfassen. Einen Eindruck gibt aber eine Befragung im Auftrag der Enquete-Kommission «Sogenannte Sekten und Psychogruppen» des Deutschen Bundestages von 1998. Befragt wurden rund 200 Personen, die insgesamt 104 verschiedene Angebote genutzt hatten (darunter allerdings auch sehr viele Techniken wie Yoga oder Bach-Blüten, die ungefährlich sind und daher hier nicht aufgeführt werden). Zwei Drittel waren Frauen. Insgesamt hatte die Gruppe ein überdurchschnittliches Bildungsniveau und war häufiger aus der Kirche ausgetreten als der Bevölkerungsdurchschnitt. Jede/r Zweite hatte bereits eine reguläre Psychotherapie gemacht – und war vermutlich davon enttäuscht. Durchschnittlich wurden pro Jahr 1000 Euro (2000 DM) für alternative Methoden ausgegeben. Der häufigste Grund, warum Menschen sich diesen Methoden zuwenden, sind psychische Probleme

(28 Prozent), gefolgt von psychosomatischen (22 Prozent), körperlichen (22 Prozent) und sozialen Problemen (14 Prozent). 14 Prozent waren auf der Suche nach Selbsterfahrung, und 13 Prozent wünschten sich eine Bewusstseinserweiterung. Auf die Frage, warum es gerade eine alternative Technik sein sollte, war die häufigste Antwort: «Unzufriedenheit bzw. Enttäuschung bezüglich schulmedizinischer Behandlung». Diese Enttäuschung erklärt wahrscheinlich auch einen großen Teil des scheinbaren «Erfolgs» von Pseudo-Therapeuten: Viele bieten tatsächlich mehr Zeit, mehr Zuwendung, mehr Interesse am ganzen Leben des Patienten als Ärzte – im Gegensatz zu diesen bekommen sie sie ja auch bezahlt. Verwunderlich ist aber, dass das Misstrauen gegenüber der Schulmedizin offenbar auch auf den Bereich der kassenfinanzierten Psychotherapie übertragen wird, obwohl diese auch Zeit und Zuwendung bietet. Viele Pseudo-Therapeuten schüren dieses Misstrauen auch gezielt, indem sie behaupten, Psychotherapien wirkten nicht oder würden «ewig dauern».

Hinweis:
Die in diesem Buch zu Beginn jedes Kapitels geschilderten Szenen sind, wenn nicht anders angegeben, fiktive Beispiele, die den typischen Verlauf einer Technik illustrieren sollen.

Aber ... DIE HÄUFIGSTEN ARGUMENTE DER ANHÄNGER VON PSEUDO-THERAPIEN

Jeder kann doch selbst entscheiden, ob eine Technik für ihn das Richtige ist!
Grundsätzlich steht es natürlich jedem frei, eine Technik als Teilnehmer auszuprobieren. Um sich aber wirklich dafür oder dagegen entscheiden zu können, braucht er oder sie genügend Informationen über den genauen Ablauf und auch darüber, welche Risiken bei bestimmten psychischen Maßnahmen bestehen. Beides hat der Laie meist nicht. Die Anbieter der Techniken selbst informieren entweder gar nicht (wie der Quadrinity-Prozess, der die Geheimhaltung als therapeutisch notwendig darstellt) oder nur einseitig. Oft wird nur die positive Seite einer Technik geschildert, die negative aber verschwiegen. So klingt es natürlich verlockend, dass man sich alle Wünsche durch Bestellungen ans Universum erfüllen kann. Dass man aber sein Unglück angeblich auch selbst herbeigedacht hat, wird erst im zweiten Schritt verraten. Zu dem Zeitpunkt ist der Patient meist schon so überzeugt von der Technik, dass ein Widerspruch schwerfällt und er verletzbar ist. Würde man die negativen Seiten, die brutalen Szenen der Pseudo-Therapien, als Erstes nennen, würden wohl die meisten Ratsuchenden davon Abstand nehmen.

Das eigene psychische Risiko ist für Laien noch schwerer einzuschätzen. Denn es gehört nicht unbedingt zum Allgemeinwissen, wie die Seele schwere Belastungen verarbeitet, welche Probleme dabei auftreten können und wie schnell man sie auch schädigen kann, wenn man einen wunden Punkt trifft. Suizidforscher können ein Lied davon singen, dass etwa die allgemeine Suizidgefahr drastisch unterschätzt wird. Natürlich ist nicht jeder, der Hilfe sucht, potenziell suizidgefährdet. Aber es reicht schon die Gefahr, dass er in der Technik beschuldigt wird und Wochen braucht, um sich davon innerlich wieder zu befreien.

Die Anbieter der Pseudo-Therapien nutzen diese Unwissenheit aus, indem sie Maßnahmen als sinnvoll verkaufen, bei denen jeder seriöse Psychotherapeut aufschreien würde – etwa, in kurzer Zeit viele tiefe Verletzungen «durchzuarbeiten». Oft argumentieren sie dabei so geschickt, dass der Laie keinen Verdacht schöpfen kann. Oder sie schreiben die Technik fälschlich seriösen Therapeuten zu (wie die Familienaufstellung «nach Hellinger und Satir»), die sich oft dagegen nicht mehr wehren können, weil sie nicht mehr leben.

Oft wird die Entscheidung für oder gegen eine Pseudo-Therapie auch recht spontan getroffen, weil ein Bekannter damit gerade gute Erfahrungen gemacht hat. Bei vielen anderen Entscheidungen mag es auch richtig sein, sich an seinem Umfeld zu orientieren. Psychotherapie ist aber etwas sehr Persönliches. Was für den einen das Richtige ist, kann für den anderen überhaupt nicht passen, auch in der seriösen Therapie. Hier können Freunde oder Bekannte nur bedingt weiterhelfen. Denn entscheidend ist auch der Grad der Beeinträchtigung: Wer nur ein bisschen Selbsterfahrung sucht, mag eine Rückführung «ganz interessant» finden. Wer dasselbe aber macht, weil er an Depressionen leidet und als Kind missbraucht worden ist, hat ein viel höheres Risiko, dass etwas schiefgeht. Man sollte daher niemals, auch wenn man selbst gute Erfahrungen gemacht hat, jemand anderem zur Teilnahme an einer Pseudo-Therapie raten oder ihn gar dazu drängen.

Für begeisterte Teilnehmer ist es aber oft schwer, Kritik an der Technik zu hören. Sie fühlen sich dadurch persönlich angegriffen, nach dem Motto «Ich lasse mir nicht erzählen, was ich gut oder schlecht finden soll – ich habe es doch selbst erlebt!». Subjektiv ist das sehr verständlich. Es ist auch nicht so, dass alle, die eine Technik gut finden, nur verblendet sind, ihre Schilderungen sind teilweise durchaus glaubhaft. Nur: Es ist eben eine rein subjektive Meinung. Und es gibt zahlreiche andere Personen, die mit Pseudo-Therapien negative Erfahrungen gemacht haben. Diese wiegen für die generelle Bewertung der Technik schwerer als die positiven.

Die Geschädigten, muss man bedenken, haben sich ja ebenfalls selbst «frei» entschieden, an der Pseudo-Therapie teilzunehmen. Und hier wird deutlich, warum man die Einschätzung, ob eine Technik gut ist oder nicht, eben nicht jedem Einzelnen überlassen kann. Denn das hieße ja im Umkehrschluss, dass ja auch jeder Geschädigte selbst schuld ist, wenn ihm etwas passiert. Hier ist auch die Gesellschaft in der Verantwortung, die Gefahren unseriöser Therapien deutlich zu machen und jeder Vermischung zwischen echter Psychotherapie und Esoterik und Scharlatanen entgegenzutreten.

Ist an den Techniken bei aller Kritik nicht etwas Wahres dran?

Die meisten Pseudo-Therapien sind eine Mischung aus Humbug, Halbwahrheiten und solchen Elementen, die tatsächlich therapeutisch wirken können. Das erklärt auch, warum manche Teilnehmer überhaupt von Pseudo-

Therapien profitieren. Die positiven Anteile sind meist aus der seriösen Therapie übernommen worden. Man könnte sie also auch dort nutzen. Die Pseudo-Therapeuten haben diese positiven Elemente aber oft ins Extreme verzerrt oder mit anderen, oft übersinnlichen Elementen vermischt. Und genau dadurch werden sie gefährlich. So ist etwa der Anstoß, doch einmal zu prüfen, ob die Kollegen wirklich so feindselig sind oder ob man dies nur befürchtet, durchaus positiv. Wenn man aber wie *The Work* daraus macht, dass *immer* nicht die Kollegen, sondern man selbst feindselig ist, wird es absurd und riskant. Ein weiteres Beispiel: Auch die seriöse Therapie geht davon aus, dass es heilend wirken kann, seinen Eltern zu vergeben. Es wird aber auch akzeptiert, wenn der Patient dies nicht kann oder möchte, weil die Verletzung zu groß war. Der Quadrinity-Prozess macht daraus, dass der Betroffene in jedem Fall vergeben *muss*.

Stabile Teilnehmer können die positiven Elemente für sich nutzen und die anderen ignorieren oder gar zurückweisen. Ihr Risiko, geschädigt zu werden, ist entsprechend geringer (aber nicht gleich null, denn jeder hat irgendwo einen wunden Punkt). Teilnehmer, die wirklich Hilfe brauchen, können das aber nicht mehr. Sie entwickeln oft schnell eine Nähe zu der Technik und zum Anbieter, die sie «offen für alles» macht – auch für Angriffe und Schuldzuweisungen.

Den meisten Anbietern geht es doch um die gute Sache.

Die Pseudo-Therapeuten betonen das und suggerieren, dass sie keinerlei persönliches Interesse hätten. Tatsächlich geht es aber auch um viel Geld. Nicht wenige Erfinder von Pseudo-Therapien sind durch ihre Technik wohlhabend oder sogar reich geworden. Dies gilt auch für einige Anbieter. Für viele andere ist es zumindest eine Möglichkeit, Geld in einem Bereich zu verdienen, für den sie eigentlich nicht qualifiziert sind. Nicht umsonst drängen gerade Menschen mit einer ansonsten geringen Qualifikation auf den Heilpraktikermarkt. Zum Vergleich: Ein Heilpraktiker nimmt für eine vierstündige Beratung zu *The Secret* 399 Euro. Für einen vergleichbaren Stundenlohn muss eine seriöse Psychotherapeutin fünf Jahre studieren und eine mehrjährige, selbstbezahlte Zusatzausbildung machen.

Natürlich gibt es auch Anbieter, die von der Sache so überzeugt sind, dass sie nicht viel Geld nehmen. Aber sie bekommen von den Teilnehmern etwas anderes, vielleicht sogar Wichtigeres: Bewunderung und Anerkennung, eine Bestätigung des eigenen Ego, ja der eigenen Genialität. Das gilt natürlich ebenso für die teuren Anbieter. Ein Blick auf die «Erfahrungsberichte» auf ihren Websites gibt einen Eindruck davon: Da wird die «ausgezeichnete» und «sehr einfühlsame» Arbeit gelobt, «meine Hochachtung und meinen Herzensdank an die Therapeuten», «vielen Dank nochmals für eure Geduld, eure Bereitschaft zuzuhören und euer unbedingtes Verständnis für mein verkorkstes Seelendasein». Die Anbieter führen solche Aussagen als Beleg für ihre Qualifikation an. Tatsächlich disqualifizieren sie sich damit. Denn ein guter Psychotherapeut wird seinen Patienten nicht ermutigen, ihn derart zu preisen – er wird solche Impulse sogar bremsen und betonen, dass der Patient die meiste Arbeit ja selbst gemacht hat. Auf keinen Fall wird er derartige Lobeshymnen auf seine Website stellen! Denn dies weckt natürlich in anderen Interessenten Hoffnungen und Erwartungen, die er vielleicht nicht erfüllen kann. Zudem verstößt es gegen das Heilmittelwerbegesetz.

Die Suche nach Anerkennung erklärt auch, warum gerade Pseudo-Therapeuten oft eine Behandlung vor einer Gruppe oder vor Publikum favorisieren. Hier sind die Möglichkeiten für Beifall noch verstärkt – und die Gefahr für kränkenden Widerspruch des Patienten ist vermindert (hat er doch leicht die ganze Gruppe gegen sich). Wie eitel viele Anbieter sind, zeigt sich auch in ihrem Umgang mit Kritik. Patienten, die ihnen die erwartete Bewunderung verweigern, werden durch Diagnosen abgewertet, bloßgestellt und rüde zurechtgewiesen.

Das Problem, dass Therapeuten ihre Patienten für das eigene Ego missbrauchen, gibt es durchaus auch in der seriösen Therapie. Die Rolle als Helfer einer schwächeren Person verführt dazu offenbar. In der seriösen Therapie gilt ein solches Verhalten aber als Kunstfehler, der dem Patienten schadet. Denn was ist die psychische Folge, wenn der Patient einen Pseudo-Therapeuten bewundert und in Dankbarkeit und Ehrfurcht versinkt? Er stellt sich unter ihn und macht sich selbst klein. Therapie soll aber das Gegenteil bewirken: Menschen wachsen lassen.

In manchen Pseudo-Therapien stellt allein die Theorie den Anbieter über den Ratsuchenden oder gar über alle Normalsterblichen. Etwa, wenn jemand glaubt, erleuchtet zu sein oder Kontakt zu Engeln herstellen zu können. Damit erklärt er sich selbst zu einem besonders begabten, ganz außergewöhnlichen Menschen, ohne dass er dafür etwas getan hat. Das allein muss schon als Symptom einer Persönlichkeitsstörung gesehen werden. Leitet er daraus die Legitimation an, anderen helfen zu können und ihnen Vorgaben zu machen, wird es wirklich gefährlich.

Viele bahnbrechende Erfindungen und Entwicklungen wurden zuerst von der etablierten Wissenschaft verlacht. Alternative Psycho-Techniken sind nur ihrer Zeit voraus.

Es stimmt: Einige wichtige medizinische Pioniere wurden anfangs für ihre Entdeckungen verlacht oder sogar angefeindet. Etwa Ignaz Semmelweis, der Mitte des 19. Jahrhunderts herausfand, dass der Erreger des gefürchteten Kindbettfiebers durch die Ärzte selbst übertragen wurde. Die Mediziner wollten ihre Verantwortung nicht wahrhaben, Semmelweis wurde angefeindet und erkrankte schließlich psychisch. Auch dem französischen Militärarzt Ernest Duchesne wollte erst niemand glauben, dass der Schimmelpilz Penizillin Bakterien abtötet – seine Doktorarbeit zu dem Thema wurde 1897 abgelehnt. Aber: Diese Pioniere konnten am Ende beweisen, dass sie recht hatten: Auf Semmelweis' Station sank durch Desinfizierungsmaßnahmen die Müttersterblichkeit von über 12,3 auf 1,3 Prozent. Von den Meerschweinchen, die Duchesne mit Typhus infizierte, überlebten nur die, denen er zuvor Penizillin gegeben hatte.

Heutige alternative Techniken, die ihre Wirksamkeit in kontrollierten Studien beweisen können, werden ebenfalls akzeptiert (wie etwa Akupunktur bei chronischen Knieschmerzen) – selbst wenn man sich die Wirkung noch nicht erklären kann. Sollte den Pseudo-Therapien irgendwann gelingen, nachzuweisen, dass sie Patienten helfen und zugleich nicht schaden, so können sie Anerkennung beanspruchen. Bisher ist dies aber keiner Technik auch nur ansatzweise gelungen – und viele machen sich nicht einmal die Mühe. Sich da mit großen Medizinern wie Semmelweis auf eine Stufe zu stellen, ist mehr als anmaßend.

Sind denn alle esoterischen Techniken gefährlich?
Nein. Das Interesse vieler Menschen an Esoterik und die Suche nach einem höheren Sinn oder nach Religiosität ist letztlich Privatsache und muss respektiert werden. Gegen Techniken, die sich nicht im psychotherapeutischen Bereich bewegen, sondern nur für Gesunde gedacht sind, ist daher nichts einzuwenden. Unseriös wird es aber, wenn psychische Störungen mit Krankheitswert behandelt werden wie Depressionen, Panikattacken, Essstörungen oder Missbrauchserfahrungen. Diese gehören in die Hände von Psychotherapeuten und Ärzten. Übrigens: Wird eine esoterische Technik in diesem Buch nicht aufgeführt, so bedeutet das nicht automatisch, dass sie ungefährlich ist, geschweige denn wirkt. Schon wenn bei einem wirklich kranken Patienten eine echte psychotherapeutische Behandlung unterbleibt, gilt dies als Schaden.

In der kassenfinanzierten Therapie passieren auch Fehler und werden Patienten geschädigt.
Das stimmt. Die Patientenbeauftragte der Bundesregierung Helga Kühn-Mengel (SPD) schätzt sogar, dass zehn bis zwanzig Prozent der kassenfinanzierten Therapien mehr schaden als nutzen. Da füllen Therapeuten die Stunden mit eigenen Problemen, müssen Patienten für wenig Geld die Praxis des Therapeuten streichen, werden Psychoanalysen auf Jahrzehnte ausgedehnt oder werden Menschen in Kliniken gesteckt, die eigentlich nur eine Beratung gebraucht hätten. Aber: Diese Vorfälle sind eindeutig Fehler der Therapeuten – nicht erklärter Bestandteil der Therapien. Die Mehrzahl der Therapeuten verhält sich eben *nicht* so und lehnt ein solches Verhalten auch bei Kollegen ab. Die schwarzen Schafe können zur Rechenschaft gezogen werden. Im Extremfall wird ihnen die Zulassung

entzogen. Und die Berufsverbände machen klar, dass den Patienten keine Schuld trifft: «Die Verantwortung für einen Fehler liegt immer beim Therapeuten», sagt der Präsident der Bundespsychotherapeutenkammer Rainer Richter. «Der Patient darf so schwierig sein, wie er mag. Um damit professionell umzugehen, wird der Psychotherapeut schließlich bezahlt.»

In der seriösen Psychotherapie passieren also Fehler, wenn der Therapeut die Regeln der Methode *miss*achtet. Bei Pseudo-Therapien besteht das Risiko darin, dass er sie *be*achtet! Und entsprechend hat der Pseudo-Therapeut bei Schäden am Patienten auch kaum Sanktionen innerhalb der Szene zu befürchten – er hat ja nur getan, was im Lehrbuch steht (falls es überhaupt eines gibt).

In der seriösen Therapie ist die Fehlerquote aber noch deutlich zu hoch. Es braucht mehr Maßnahmen, Therapeuten dafür zu sensibilisieren und den Verlauf einer Therapie besser zu überprüfen. Die Patientenbeauftragte Kühn-Mengel fordert etwa, alle Stunden aufzunehmen. In der Gesprächspsychotherapie ist das bereits Standard. Die Techniker Krankenkasse hat mit einem großangelegten Projekt untersucht, ob es ihren Versicherten nach der Therapie auch wirklich besserging. Manche Therapeuten empfehlen ihren Patienten regelmäßige Sitzungen auch bei Kollegen, um eine Außensicht einzuholen. Andere geben ihnen zu Beginn Informationen, an wen sie sich bei Beschwerden wenden können. Diese Beispiele zeigen, wie sehr gute Therapeuten ihr Handeln auch immer wieder hinterfragen und offenbleiben für die Sichtweisen anderer.

Nicht wenige Menschen interessieren sich nur deshalb für alternative Therapien, weil sie mit einer herkömmlichen schlechte Erfahrungen gemacht haben. Die seriöse

Therapie muss verhindern, dass sie diese enttäuschten Patienten an Scharlatane verliert. Denn diese werden ihnen erst recht nicht helfen können.

Psychische Probleme – ein Risikofaktor für Krebs?

Sehr viele Pseudo-Therapien behaupten, eine Krebserkrankung sei durch eine falsche Lebensführung, Stress, negative Gedanken oder die Persönlichkeit des Betroffenen verursacht oder zumindest gefördert worden. Aber auch viele Menschen, die ansonsten skeptisch gegenüber Esoterik sind, glauben dies. Deshalb hat die Wissenschaft diese Annahme ausführlich untersucht. Die Bilanz laut Deutschem Krebsforschungszentrum: Ein Zusammenhang zwischen Psyche und Krebs ist nicht nachweisbar. Eine «Krebspersönlichkeit» gibt es nach dem heutigen Wissensstand nicht.

Messen kann man zwar, dass sich Immunreaktionen in Folge von psychischen Belastungen verändern. Das Immunsystem spielt wiederum bei der Krebsentstehung eine Rolle. Daraus ergibt sich aber nicht automatisch die Ursachenkette Stress – schlechte Immunabwehr – Krebs. Denn damit Krebs entsteht, müssen viele Faktoren ungünstig zusammenkommen. Das Krebsforschungszentrum betont: «In keinem Fall sind eingleisige Zuordnungen, etwa ‹wer viel Kummer oder Stress hat, bekommt leichter Krebs› gerechtfertigt.»

In großen Studien haben Wissenschaftler Patienten, die an Krebs erkrankt waren, nach früheren belastenden Ereignissen in ihrem Leben oder psychischen Beschwerden befragt. Dabei fanden sie keinen gesicherten Zusammenhang zwischen Kummer und Krebs. Dasselbe gilt für Persönlichkeitsmerkmale. Zwar schienen erste Studien zu zeigen, dass Krebspatienten eher depressive Züge haben, sich eher anpassen oder selbst aufgeben und mehr Schwierigkeiten haben, negative Gefühle auszudrücken. Folgestudien fanden aber heraus, dass diese Merkmale sich erst als Reaktion auf die Erkrankung herausgebildet hatten und nicht die Ursache dafür waren.

Auch ein Zusammenhang zwischen der Einstellung zur Krankheit und den Heilungschancen lässt sich nicht nachweisen (nach dem Motto: Er will ja gar nicht gesund werden!). Diejenigen, die den «Kampf gegen den Krebs» aktiv aufnehmen und an ihre Heilung glauben, haben keine höhere Überlebenschance als die, die resignieren. Was nicht bedeutet, dass es sich nicht lohnt zu kämpfen: Die psychischen Belastungen bewältigen die hoffnungsvollen Patienten besser, und sie erhalten sich auch trotz Krankheit eine bessere Lebensqualität. Aber, warnt das Deutsche Krebsforschungszentrum: «Wer davon ausgeht, nur durch ständiges ‹Kämpfen› könne man Krebs ‹besiegen›, ist sich oft nicht bewusst, unter welch hohen Druck er sich selbst oder den betroffenen Patienten damit setzt.»

Pseudo-Therapeuten kümmert das wenig. Sie werben oft mit eindrucksvollen Geschichten von Patienten, deren Tumor sich zurückbildete, obwohl sie eine medizinische Behandlung ablehnten und stattdessen auf Hilfe der Engel vertrauten. Plötzliche Heilungen, medizinisch Spontanremissionen genannt, kennt zwar auch die Schulmedizin durchaus. Es handelt sich aber gesichert nur um einen von je 100 000 Erkrankten, also um eine verschwindend geringe Chance. Die Mediziner haben diese Fälle dennoch zusammengetragen und untersucht, um Gemeinsamkeiten zu finden. Ihre bisherige Bilanz: «Es gibt leider keine Empfehlung, wie eine Spontanremission zu fördern wäre.»

Natürlich ist es positiv, wenn Menschen eine Krebserkrankung als Anlass nehmen, ihr Leben bewusster zu gestalten und besser für ihre psychische Gesundheit zu sorgen. Aber die große Gefahr bei der Rede von der «Krebspersönlichkeit» ist, dass damit schwerkranke Menschen beschuldigt werden, und sei es nur indirekt, ihr Leid selbst verursacht zu haben – nach dem Motto: Hättest du mal früher eine Psychotherapie gemacht!

Eine Tatsache ist hingegen, dass die Krebserkrankung eine große psychische Belastung bedeutet, die auch gravierende Störungen wie Depressionen verursachen kann. Sich Unterstützung zu holen, um die psychischen Folgen besser zu bewältigen, ist daher sehr sinnvoll. Auch hier sollten Sie aber qualifizierte und spezialisierte Anbieter wählen, die etwa über den Krebsinformationsdienst zu finden sind.

Wer sein Krebsrisiko wirklich senken will, sollte also nicht zum Familienaufsteller gehen, sondern lieber ins Fitnessstudio. Und außerdem nicht rauchen, wenig Alkohol trinken, gesund essen und Übergewicht vermeiden. Das allein verhindert mehr Krebsneubildungen als 100 Familienaufstellungen.

Mehr zum Thema:
www.krebsinformationsdienst.de, Tel. 0800 – 420 30 40

Reinhold Schwarz: *Die Krebspersönlichkeit. Mythos und klinische Realität.* Verlag Schattauer, 1994 (nur antiquarisch)

REBIRTHING: Durch Hyperventilation neu geboren?

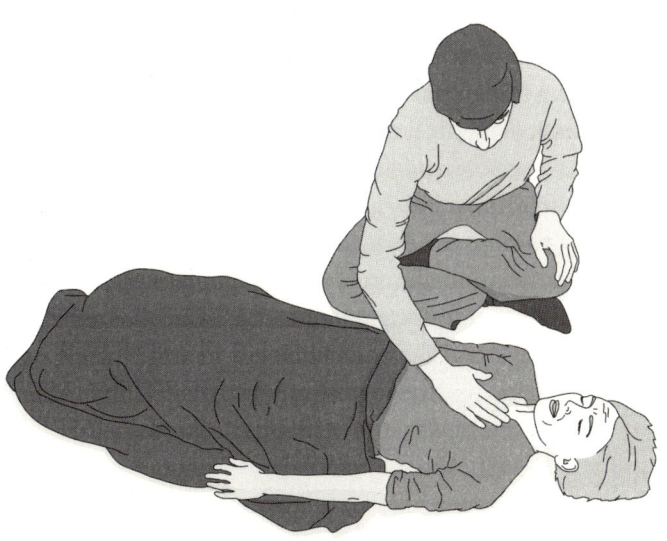

Die Frau liegt auf dem Rücken unter einer Decke. Sie atmet heftig. Tief ein, tief aus. Plötzlich spürt sie ein Kribbeln um den Mund. Sie nimmt alles nur noch verschwommen wahr. Bilder in ihrem Kopf steigen auf. Sie spürt, wie ihre Hände steif werden. Da ist die Szene, wie ihr Vater die Mutter schlägt. Sie atmet weiter. Alles ist wieder wie damals. Wieder diese Wut über ihn. Die Angst, dass er Mama totschlägt. Diese furchtbare Angst! Tränen steigen auf und schnüren ihr die Kehle zu. Sie hat das Gefühl, keine Luft mehr zu bekommen.

So könnte es der Frau ergehen, wenn sie versucht, ihre Kindheit mit Rebirthing aufzuarbeiten. Nach Ansicht des US-Amerikaners Leonard Orr müssten wir das alle tun. Denn Orr ist der Meinung: Die Geburt an sich ist ein traumatisches Ereignis. Um dieses Trauma zu bewältigen, hat der ehemalige Verkäufer 1974 eine spezielle Atemtechnik erfunden: Rebirthing, auf Deutsch Wiedergeburt.

Technik: Kreisatmung soll verschüttete Gefühle aufdecken

Die Enge im Geburtskanal, so Orrs Vorstellung, macht dem Kind Angst, es empört sich über seine Verdrängung aus dem Paradies Mutterleib. Dieses «Wurzeltrauma» werde ins Unbewusste verdrängt. Es belaste den Menschen bis ins Erwachsenenalter und führe zu körperlichen und seelischen Störungen und Krankheiten. Nach Ansicht der Rebirther kann man es nur auflösen, indem man die «blockierten Erinnerungen» – an die Geburt und andere negative Erlebnisse – wieder an die Oberfläche holt.

Rebirther wollen das mit einer speziellen Atemtechnik erreichen. Dazu liegt der Patient zugedeckt auf dem Rücken, der Rebirther sitzt neben ihm. Der Patient wird angewiesen, durch die Nase und tiefer zu atmen als gewöhnlich. Dann soll er die natürliche Pause zwischen Aus- und Einatmung weglassen – «Kreisatmung» nennen das die Rebirther (Achtung: Bitte probieren Sie dies jetzt keinesfalls aus!). Viele Anbieter versprechen, dadurch werde mehr Sauerstoff aufgenommen. Rebirther Orr glaubt, durch die Technik fließe «göttliche Energie» in den Körper.

«Die Atemtechnik bringt die Person in eine Tiefenentspannung», behauptet die Vorsitzende der deutschen Sektion des Dachverbandes Rebirthing International, Heike Strombach, eine gelernte Altenpflegerin. «Ganz wundersam» lösten sich verschüttete Erinnerungen und Gefühle. Leonard Orr: «Viele Menschen berichten, dass ihre ersten Sitzungen die erstaunlichsten körperlichen, emotionalen und spirituellen Erlebnisse in ihrem Leben seien.» Teilnehmer haben angeblich Bilder von ihrer Geburt, ja sogar ihrer Zeugung gesehen. Der Patient soll sich «in diese Erinnerungen hinein entspannen». Strombach: «Dadurch lösen sich alle Beschwerden und Traumata auf.»

Nach der Atemübung spricht der Anbieter mit dem Patienten kurz über dessen Erfahrungen – «wobei es jedoch nie darum gehen wird, das Erlebte ausgiebig zu analysieren», betont Rebirther und Heilpraktiker Rüdiger Stellberg in einem Einführungsbuch. Gesprächstermine könnten später nötig sein, etwa bei «schwierigen Lebensgeschichten». Strombach führt zwar auch längere Gespräche. «Aber die meisten Menschen bekommen ihre Lösungen schon beim Atmen von der universellen Kraft.»

Es gibt Einzel-, Paar- und Gruppensitzungen, Warmwasser-, Kaltwasser- und Selbst-Rebirthing. Eine sehr ähnliche Technik ist die Primärtherapie, die ebenfalls die Geburt nachstellt und manchmal auch Rebirthing genannt wird.

Heilsversprechen: Depressionen einfach wegatmen

In der Frage, für welche Störungen die Methode geeignet ist, ist die Rebirthing-Szene völlig uneinheitlich: Einige Anbieter warnen, Rebirthing sei nur als Selbsterfahrung für Gesunde zu empfehlen und kein Ersatz für eine Psychotherapie. Gleichzeitig wird aber betont, dass die Resultate «oft die von monatelangen Therapien deutlich übertreffen können». Orr selbst sagt zwar auch, Rebirthing sei für schwere Erkrankungen nicht geeignet. Trotzdem sei es «eine der wirkungsvollsten und fundiertesten Therapieformen der heutigen Zeit». «Menschen, die das Energieatmen ausüben, haben über Heilungen von Erkrankungen jeder Art berichtet, von denen ich jemals gehört habe.» Bei schweren Kopfschmerzen, Asthma oder Epilepsie etwa könne Rebirthing «mit Sicherheit helfen». Viele Krankheiten verschwänden angeblich schon während der ersten zehn Sitzungen.

Verschiedene Anbieter werben gezielt um Kunden mit ernsten Störungen und Krankheiten wie Depressionen, Panikattacken, Traumatisierungen durch sexuelle Gewalt, Suizidgefährdung, Herzproblemen, Asthma, Epilepsie oder Krebs. Auch für Kinder wird Rebirthing angeboten. Orr und Strombach halten es ernsthaft für möglich, durch die Atemtechnik und eine Ernährungsumstellung unsterblich zu werden. Denn der Tod sei nur «eine Folge von Disharmonie in unseren Gedanken, Gefühlen und Taten». Krebs beispielsweise werde durch Fleischkonsum verursacht, der «Tiere in uns ausbrütet, die uns früher oder später essen». Durch «bewusstes Atmen» könne es aber gelingen, den «Todestrieb zu heilen». Allerdings nicht immer: Es gebe nämlich auch Kranke, «die nicht wirklich geheilt werden wollen». Hier findet sich das weitverbreitete Schema der Pseudo-Therapien, bei Misslingen der Technik die Schuld dem Patienten zu geben.

Ausbildung: Wochenendkurse sind keine Qualifikation

Es gibt in Deutschland mehrere Hundert Rebirthing-Anbieter. Manche verwenden abgewandelte Formen oder alternative Bezeichnungen wie «Integrative Atemtherapie», «Atemreise», «Der Große Atem» oder «Vivation». Rebirthing wird auch bei anderen Angeboten wie Reinkarnation, Encounter oder Tantra eingesetzt, ohne eigens benannt zu werden.

Eine einheitliche Ausbildung gibt es nicht. Die meisten Anbieter haben Wochen- oder Wochenendseminare bei anderen Rebirthern oder bei Rebirthing-Instituten besucht. Auch das Etikett «Qualified Rebirther» täuscht: Dies ist eine rein szene-interne Bezeichnung und in keiner Weise staatlich anerkannt. Eine angebliche «dreijährige Ausbildung» besteht aus Wochenendkursen, die über drei Jahre verteilt werden. Manche Anbieter sind zugleich Heilpraktiker, Psychologe oder Arzt.

Eine Rebirthing-Sitzung dauert eineinhalb bis drei Stunden und kostet zwischen 50 und 150 Euro. Die Behandlung umfasst zehn bis 15 Sitzungen. Orr erwartet, dass ein Interessent sich gleich für zehn Sitzungen bei einem Rebirther verpflichtet – was es Patienten erschwert, die Behandlung abzubrechen. Es gibt auch Kompaktseminare über mehrere Tage. Gesetzliche Krankenkassen übernehmen die Kosten nicht, private zum Teil, wenn der Rebirther einen Heilpraktikerschein hat. Nach rund zehn Sitzungen soll man in der Lage sein, «selbst Energie zu atmen» und Rebirthing als Selbstheilungsmethode einzusetzen.

Rechtlich bewegen sich Rebirther in einer Grauzone. Anbieter ohne Heilpraktikerschein verstoßen gegen das Heilpraktikergesetz, wenn sie die Technik als Therapie für Krankheiten anwenden.

Körperliches Risiko: Tödliche Technik für Asthma-Patientin

Körperlich ist Rebirthing, wie jede Form der Atemmanipulation, ein Eingriff in den Organismus. Dabei wird allerdings nicht wie versprochen der Sauerstoff im Körper erhöht. «Das ist physiologisch gar nicht möglich, da das Blut schon bei normaler Atmung zu 98 Prozent mit Sauerstoff gesättigt ist», erklärt Dr. Uta Liebers, Lungenfachärztin an der Berliner Charité.

Es besteht vielmehr das Risiko, dass der Patient durch das forcierte Atmen in eine Hyperventilation gerät. Dabei atmet die Person zu viel Kohlendioxid aus. Das verändert das feinabgestimmte Gasgemisch im Blut und führt so zu einer Störung der Muskeltätigkeit. Der Patient spürt zuerst ein Kribbeln um den Mund und an Händen und Füßen. Innerhalb von Minuten kommt es zu Krämpfen an Händen und Füßen. Das Bewusstsein wird trübe, bis hin zur kurzzeitigen Ohnmacht.

Bei Patienten mit Vorerkrankungen kann eine Hyperventilation lebensbedrohliche Zustände auslösen – etwa bei Asthma, Herzproblemen oder Epilepsie. Aber auch Gesunde warnt die Ärztin: «Hyperventilation ist nichts, was man mal ausprobieren kann. Ein akuter Anfall endet häufig in der Hand des Notarztes.»

Ein Teil der Rebirther sagt ausdrücklich, dass sie die Hyperventilation einsetzen. Teilnehmer schwärmen von einem «drogenrauschähnlichen Zustand». Andere Anbieter distanzieren sich davon und betonen, Rebirthing sei eine sanfte Methode. Auch in ihren Berichten tauchen aber Symptome wie Kribbeln und Krämpfe auf. Rebirther erklären dies zum Beispiel damit, dass der Patient versuche, «sich von Anspannungen zu befreien». Orr selbst nennt in seiner Beschreibung von Rebirthing eindeutig die Symptome einer Hyperventilation: «In der Mitte einer Sitzung haben manche Menschen Gefühle, die sie ängstlich werden lassen. Wenn die Angst groß genug ist, verursacht es Tetanie. Das Wort Tetanie ist ein medizinischer Ausdruck, der sich auf Enge oder Krämpfe oder vorübergehende Lähmung bezieht – normalerweise in den Extremitäten – Hände, Lippen oder Füße oder Beine.» Dies sei aber nicht hervorgerufen durch die Veränderung im Blut, sondern durch «eine Lebenszeit von angesammeltem Stress und Anspannung». Ziel des Rebirthings sei, «an diesen physiologischen Sensationen und am emotionalen Drama vorbeizukommen».

1988 starb in Wiesbaden eine Patientin in Folge einer Rebirthing-Behandlung. Die Frau litt bereits zuvor an Asthma. Durch die forcierte Atmung geriet sie nach der Rebirthing-Sitzung in eine Atemnot, die die Ärzte nicht mehr stoppen konnten. Das Gericht sah es als erwiesen an, dass die Rebirthing-Behandlung den Tod verursacht hatte: Die Rebirtherin wurde wegen fahrlässiger Tötung und Verstoß gegen das Heilpraktikergesetz zu neun Monaten Haft auf Bewährung verurteilt.

Zu einem weiteren Todesfall kam es 2000 im US-Bundesstaat Colorado, als zwei Anbieterinnen Rebirthing mit Elementen der Primärtherapie verbanden: Sie wickelten ein 10-jähriges Mädchen in eine Decke und knieten sich darauf. Das Kind bekam keine Luft mehr und fiel ins Koma. Die Rebirtherinnen wurde zu 16 Jahren Haft verurteilt, Colorado verbot daraufhin Rebirthing.

Seelisches Risiko: Gefangen in der Vergangenheit

Die Theorie, jede Geburt sei für das Kind ein Trauma, ist psychologisch «völliger Unsinn», sagt Hilarion Petzold, emeritierter Professor für Psychologie und Psychotraumatologie und Wissenschaftlicher Leiter der Europäischen Akademie für psychosoziale Gesundheit: «Ein normaler Säugling ist körperlich und seelisch so ausgestattet, dass er die Anstrengungen der Geburt gut bewältigt.» Das bedeutet nicht, dass Rebirthing psychisch wirkungs- und damit harmlos ist. «Die Bewusstseinseintrübung verringert die Ich-Kontrolle», erklärt Petzold. Dadurch können in der Tat sehr schnell sehr viele Gedächtnisinhalte an die Oberfläche drängen – aber völlig unkontrolliert. «Das ist psychologisch gefährlich.»

Erstens wühlt die Technik eventuell auch solche Erlebnisse auf, die längst verarbeitet und integriert sind. Ein Wiedererleben ist hier nicht nur therapeutisch überflüssig. «Es kann die negative Erinnerung erst richtig in die Seele einbrennen», warnt der Psychotherapeut. «Psychisch gesunde Menschen hatten nach Rebirthings Symptome einer Retraumatisierung und depressive Reaktionen.»

Zweitens darf man Traumata nicht einfach hervorzerren, sagt Uta Bange, Psychotherapeutin und Beraterin beim «Sekten-Info Essen»: «Mit der Verdrängung schützt die Seele sich selbst vor Überforderung.» Eine seriöse Psychotherapie stabilisiert deshalb erst mal den Betroffenen und nähert sich, falls erforderlich, ganz behutsam dem Trauma.

Selbst dann reicht es nicht, ein Erlebnis wie im Rebirthing nur zu erinnern, warnt Petzold: «Sie müssen es im Gespräch einordnen und mit weiteren Techniken verarbeiten.» Da vielen Rebirthern dazu die Ausbildung fehle, bestehe das Risiko einer «malignen Regression»: Der Behandelte bleibt emotional in der Vergangenheit gefangen und findet nicht mehr in die Gegenwart zurück. So kann beispielsweise eine Frau, die sich daran erinnert, dass ihr Vater sie als Kind geschlagen hat, sich auch im Alltag heute plötzlich wieder ständig hilflos und gedemütigt fühlen.

Rebirthing-Erfinder Orr räumt ein: «Der menschliche Verstand und die Gefühle können einigen Menschen Schmerzen während eines Teils der Sitzung verursachen, wenn diese freigegeben werden.» Diese seien aber «nur für wenige ein Problem»: Man solle sie einfach wegatmen.

Mehrfach mussten Teilnehmer an Rebirthing-Wochenenden wegen Wahnvorstellungen oder Suizidgefährdung in der Psychiatrie behandelt werden. Das «Forum Kritische Psychologie», eine Beratungsstelle in Bayern, hat mehrere Rebirthing-Geschädigte betreut.

Nicht zu verwechseln: Seriöse Atemtechniken

«Erfahrbarer Atem» nach Ilse Middendorf ist eine Methode, die die Aufmerksamkeit auf den Atem und die Empfindungen des Körpers lenkt, die Atmung aber nicht willentlich verändert. Die Atem-, Sprech- und Stimmtherapie nach Schlaffhorst-Andersen verbindet bewusste Atmung mit Bewegungen und Tönen. Ziel ist die Stärkung des natürlichen Atemrhythmus.

FESTHALTETHERAPIE nach Prekop

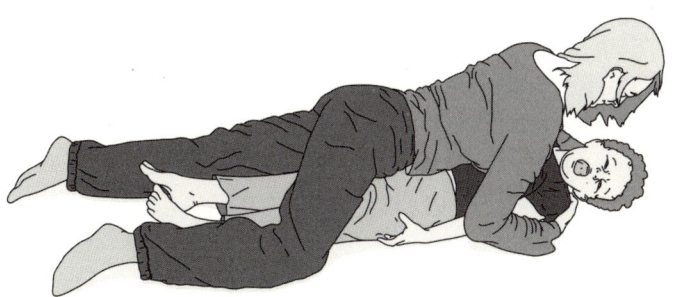

Der kleine Junge schreit: «Neiiiiin! Lass mich! Ich will nicht! Geh weg! Ich krieg keine Luft mehr!» Er strampelt, beißt, spuckt, versucht mit aller Macht hochzukommen. Aber er hat keine Chance. Seine Mutter liegt mit ihrem ganzen Gewicht halb auf ihm, drückt sich an ihn, hat ihre Arme um seine geschlungen. «Gut so, genau richtig», sagt der Mann neben ihr. Wenn der Junge besonders stark strampelt, drückt er ihn mit zu Boden. Der Junge schreit weiter, sein Gesicht ist rot vor Tränen und Anstrengung. Eine Stunde, zwei Stunden. «Ich muss mal!» – «Nein, ich lasse dich erst los, wenn es dir gutgeht», sagt die Mutter. Der Junge wimmert.

Eine solche Szene, meint die tschechisch-deutsche Psychologin Dr. Jirina Prekop, ist keine Kindesmisshandlung, sondern eine Therapie, die «Festhaltetherapie». Sie helfe dem Jungen, seine psychischen und Verhaltensstörungen zu überwinden. Psychotherapeuten und Juristen sagen: Eine solche Szene ist Gewalt gegen Kinder.

Ursprung: Wundermittel gegen Autismus?

Das Festhalten wurde in den siebziger Jahren von der US-amerikanischen Psychiaterin Martha Welch unter dem Namen «Holding» entwickelt, ursprünglich zur Behandlung von autistischen Kindern. Auf die Idee kam Welch durch eine Familie, in der die Babys seit mehreren Generationen gar nicht oder nur selten auf dem Arm gehalten wurden. Nachdem die Großmutter einmal spontan ihre erwachsene Tochter umarmt und gehalten hatte, konnte diese wiederum liebevoller mit ihrem autistischen Sohn umgehen, der daraufhin mehr Kontakt zuließ. Dieses Prinzip übertrug Welch auf andere betroffene Familien mit autistischen Kindern, die allerdings als Babys sehr wohl im Arm gehalten worden waren. Unterstützung erhielt sie später von Niko Tinbergen, Träger des Nobelpreises in Physiologie und Medizin, der Erkenntnisse aus der tierischen Verhaltensforschung auf die kindliche Entwicklung übertrug.

In Deutschland wurde die Methode seit 1981 durch Jirina Prekop bekannt, die nach wie vor die prominenteste Vertreterin ist. Prekop kam nach eigener Angabe durch ein persönliches Schlüsselerlebnis zum Festhalten. An einem heißen Augusttag 1981 kommt sie müde und erschöpft nach Hause (in ein Haus, das ihr Mann gegen ihren Willen gemietet hat, wie sie sagt). Dort wartet schon ihr Mann, der zu der Zeit nicht arbeitete. Aber, so Prekop, ihre eigene Berufstätigkeit «erträgt». Freudig erzählt er ihr, dass er zum Abendessen frische Kalbsleber gekauft habe – was bedeutet, dass Jirina Prekop sie zubereiten soll. Voll innerem Protest, aber ohne etwas zu sagen, stellt sich Prekop tatsächlich in die heiße Küche. «Den Luftzug zum Esszimmer durfte ich nicht machen, da mein Mann beim Riechen der Küchendüfte den Appetit verlor.» Als ihr Mann schließlich in die Küche kommt und ihr einen Arm um die Schulter legen will, explodiert sie. Ihr Mann umarmt sie fest und fragt sie, «warum ich mich gegen seine Liebe aufbäume»? Obwohl sie ihn anschreit, sie loszulassen, hält er weiter. «Ich spürte, dass ich ihm so wichtig bin, dass er mich auch dann mag, wenn ich durchdrehe.» Dieses intime Erlebnis beschreibt Prekop ausführlich in ihren Büchern über das Festhalten. Sie habe dabei begriffen, «dass jeder Mensch das Festhalten braucht». Noch heute rufe sie sich die Szene ins Bewusstsein, «wenn meine Gesprächspartner meinen, das Festhalten würde den Willen brechen». Ein persönliches Erlebnis einer Psychologin als Grundlage für eine ganze Methode! Prekop selbst nennt die Technik «Festhaltetherapie». Mit echten Psychotherapien ist sie aber nicht vergleichbar, wie im Folgenden erläutert wird.

Methode: «Zu dem Kind halten», auch wenn es wütend ist

Prekop geht davon aus, dass das permanente Tragen von Kindern am Mutterleib, wie es Naturvölker heute noch praktizieren, die «instinktbedingte» Art der Kinderbetreuung in den ersten zwei bis drei Jahren ist. Das Kind ist zwar in seiner Bewegungsfreiheit eingeschränkt – «dafür erfährt es eine zuverlässige Bindung und bedingungslose

Liebe, auch und gerade, wenn es eigentlich stört.» Mit der technischen Entwicklung wie beispielsweise der Erfindung des Kinderwagens habe die «Entfremdung der Menschen von ihrem instinktiven Bedürfnis nach Nähe» begonnen. Zwar rät Prekop nicht, Kinder heute wieder jahrelang zu tragen. «Wenn aber das Kind in seiner Trotzphase mächtige Wut auf die Mama bekommt, gilt das Festhalten als einzige Chance zum Abladen der Aggression und zur Erneuerung der Liebe.»

Das Kind befände sich nämlich im Widerspruch zwischen dem Wunsch nach Kontakt und der Angst davor. Indem die Mutter es wieder so fest wie im Tragetuch halte, auch gegen seinen Willen, verhelfe sie dem Wunsch nach Kontakt zum Durchbruch. «Das Kind macht die Erfahrung, dass es sich auf die starke Mutter verlassen kann. Sie hält zu dem Kind, auch wenn es wütend und aggressiv ist.»

Festgehalten werden soll am besten spontan im Alltag, «immer wenn ein Konflikt sprachlich nicht gelöst werden kann», sagt Prekop. Die Mutter oder auch der Vater hält das Kind sich zugewandt auf dem Schoß. Seine Hände sollen frei sein, das Kind darf aber nichts in der Hand halten. Bei größeren Kindern soll die Mutter seitlich neben dem Kind liegen oder über ihm knien, eventuell unterstützt von Helfern. Zuweilen wird das Kind auch in eine Decke gewickelt. Die Mutter streichelt das Kind und ermutigt es, «seine Wut und Trauer auszuschreien und auszuweinen».

Laut Prekops Schilderungen protestieren die Kinder durchaus gegen diese Behandlung. Dazu verwendeten sie «bewährte Wunschäußerungen» wie «ich muss trinken», «ich kann nicht atmen», «ich muss aufs Klo» oder «du tust mir weh». Diese Aussagen seien aber nicht als «wahrer Wille» des Kindes zu sehen, sondern als «Fluchtinstinkt», den es zu unterbinden gelte. «Indem das Kind und die Mutter ihre Gefühle äußern und sich verstanden fühlen, schlagen diese um in Liebe, Freude und Geborgenheit», glaubt Prekop.

Bis dieser Umschwung erreicht ist, kann das Festhalten mehrere Stunden dauern. Während der ganzen Zeit darf das Kind nicht aufstehen, nicht essen oder trinken – und oft auch nicht auf die Toilette gehen. «Wenn das Kind einnässt, bleibt das unbeachtet», empfiehlt Prekop. Das Ende einer Sitzung bestimmt die Mutter. Erst wenn sich das Kind ganz entspannt und Mutter und Kind «einen Glanz in den Augen haben», wird es freigegeben. Dabei sei darauf zu achten, dass die Kinder eine Zufriedenheit nicht nur vortäuschen. Wegen der lauten Schreie rät Prekop, vor einer Festhaltesitzung die Nachbarn zu informieren. Wenn doch einmal jemand die Polizei ruft, präsentieren die Eltern den Beamten eine Bescheinigung, die das Festhalten rechtfertigt – oft mit Erfolg.

Als Beleg dafür, wie instinktiv das Festhalten ist, führt Prekop diverse Beispiele auf, in denen Prominente öffentlich angeblich festgehalten haben oder gehalten wurden. Etwa der deutsche Fußballnationalspieler Lukas Podolski, der sich 2008 im EM-Spiel gegen Polen nicht recht über sein Tor freuen konnte, weil er in Polen geboren ist. Prekop: «Podolski wurde daraufhin ganz spontan von seinen Mitspielern Miroslav Klose und Mario Gomez festgehalten.»

Heilsversprechen: Halten gegen Essstörungen

Prekop empfiehlt das Festhalten für «alle Bindungsstörungen in der Familie». Diese könnten sich beispielsweise zeigen in Kontaktschwierigkeiten, aggressivem Verhalten,

Essstörungen und psychosomatischen Erkrankungen. Befolgen die Eltern Prekops Anweisungen, verspricht sie «die *garantierte* Aussicht auf die Erneuerung der Liebe» (Hervorhebung im Original!). Zur Vorsorge sei das Festhalten ebenfalls empfehlenswert, am besten als «Lebensform in der Familie». Auch Erwachsenen könne es helfen, vom Partner oder von ihren alten Eltern festgehalten zu werden und diese zu halten. Neuerdings stellt Prekop dies sogar meist voran, bevor die Eltern das Kind festhalten. Auch in Schulen, Kindergärten und Heimen dürften die Betreuer festhalten, behauptet Prekop, «wenn das Kind in einer großen, mit normalen pädagogischen Mitteln nicht zu bewältigenden Krise steckt». Leider seien nur wenige Erzieher dazu bereit, und auch die Schulämter würden nicht «dazu stehen». Sie berichtet allerdings von einer Schule an der Ostsee, in der verhaltensgestörte Kinder festgehalten werden.

Bei schweren Traumatisierungen, räumt Prekop ein, reiche das Festhalten allein nicht. Sie benennt auch das Risiko, dass der Patient retraumatisiert wird: «Immer wieder wurden wir von solchen Notfällen überrascht.» Das Festhalten solle dann jedoch nicht abgebrochen, sondern nur die «Umarmung» etwas gelockert werden. Dazu solle der «Therapeut» die Hand auf den Kopf legen und zuordnen, zu welchem Alter die Stimmlage des Patienten passt – daran könne er angeblich erkennen, wann das Trauma stattfand. «In den meisten Fällen erübrigte sich sogar nach einer einmaligen Behandlung eine weitere Nachbetreuung des Traumas.» Kontraindiziert sei das Festhalten nur bei Psychosen oder schwerer Borderline-Störung.

Bei sexuellem Missbrauch sei das Festhalten hingegen ebenfalls geeignet, behauptet Prekop. Dabei fragt der «Therapeut» auch direkt nach dem Täter. Sei es jemand

Nahestehendes, solle er gleich «die Weichen für eine mögliche Versöhnung stellen». Zum Beispiel, indem er zu dem Opfer sagt: «Hast du dich aufgeopfert, weil deine Mutter deinem Vater die Liebe schuldig war?» Hiermit wird also deutlich der Mutter die eigentliche Schuld für den Missbrauch gegeben – eine Dynamik, die man auch in der Familienaufstellung nach Hellinger findet.

Martha Welch rät besonders berufstätigen Müttern, ihr Kind festzuhalten, um die Bindung, «die durch ihre Abwesenheit Schaden genommen hat», wieder zu festigen. Die Psychiaterin sieht es generell kritisch, wenn Mütter arbeiten und ihr Kind in eine Fremdbetreuung geben: «In den meisten Fällen ist selbst die unwilligste Mutter immer noch die beste Bezugsperson für ein Kind.» Verklausuliert wirft sie berufstätigen Müttern Egoismus vor: «Es ist Ihre Karriere, die Ihren Bedürfnissen dient.»

Der Festhaltetherapie sehr ähnlich sind die Bindungstherapie und die Körperbezogene Interaktionstherapie (KIT) nach Jansen. In den letzten Jahren hat Prekop das Festhalten immer mehr mit der ebenfalls riskanten Familienaufstellung nach Bert Hellinger verknüpft. Sie hat sogar mit Hellinger gemeinsame Seminare veranstaltet und mystische Elemente von ihm übernommen. So sei der Festhaltende «eingebunden in ein höheres Feld». Prekop selbst sieht sich geleitet von einem «himmlischen Management, zu dem sich auch immer wieder die Schutzengel meiner Klienten gesellen». Festhaltende Eltern ermutigt sie, die Engel würden sie stützen und ihr Handeln sei «gottgewollt».

Vermutlich ebenfalls von Hellinger beeinflusst sind Prekops absolutistische Aussagen über die Familie: «Der Mensch sollte seine Eltern lieben oder zumindest achten.»

Ausbildung: Nur mit Jirina Prekop persönlich

Die Ausbildung zum «Festhaltetherapeuten nach Prekop» umfasst zehn verlängerte Wochenenden, verteilt über zwei Jahre. In Deutschland wird sie von zwei Instituten angeboten. Voraussetzung ist ein Heil- oder pädagogischer Beruf wie Arzt, Psychologe, Sozialarbeiter, Erzieher, Pfarrer, Ergotherapeut oder Heilpraktiker. Zu den Inhalten gehört auch eine Einführung in die Familienaufstellung und «systemische Ordnungen». Zusätzlich muss der Anwärter bei Festhalteprozessen hospitieren, «davon ein ganzer Prozess bei Jirina Prekop», und selbst das Festhalten anleiten. Die Zertifizierung ist eine von Prekop selbst erfundene und in keiner Weise staatlich anerkannt – nur für den Namen besitzt sie ein Patent. 2005 hat die «Gesellschaft zur Förderung des Festhaltens als Lebensform und Therapie e. V.» eine sogenannte Vertrauensstelle eingerichtet. An diese können sich Patienten wenden, die sich «schlecht oder fehlerhaft behandelt fühlen». Die Vertrauensstelle soll dann das «Problem klären, so gut es geht».

Eine Festhaltesitzung kann zwischen zehn Minuten und mehreren Stunden dauern. Nach Prekops Angabe reicht angeblich oft eine Sitzung, flankiert von anderen familientherapeutischen Maßnahmen. Rund 60 niedergelassene Therapeuten bieten die Festhaltetherapie nach Prekop bundesweit an, eine Stunde kostet 70 bis 100 Euro. Die Krankenkassen zahlen in der Regel nicht, einzelne Anbieter haben aber mit ihren örtlichen Kassen eine Kostenübernahme ausgehandelt.

Seelisches Risiko: «Das ist Folter»

Die Theorie, dass Kinder eigentlich die ersten drei Jahre am Körper getragen werden müssten, ist entwicklungspsychologisch «völlig abwegig», sagt Professor Jörg Wiesse, pensionierter Chefarzt der Klinik für Kinder- und Jugendpsychiatrie am Klinikum Nürnberg. Kinder hätten sehr verschiedene Bedürfnisse nach Nähe – aber eben auch nach Distanz: «Dieser Zwiespalt ist völlig normal und gesund. Entwicklung bedeutet, beide Impulse zu integrieren, nicht das eine durch das andere zu ersetzen.» Auffällige Kinder hätten zudem oft gute Gründe für ihre Distanz, beispielsweise übersteigerte Nähewünsche der Eltern. In der Festhaltetherapie würden diese sinnvollen Grenzen des Kindes einfach überrannt: «Das ist Gewalt.» Auch der Deutsche Kinderschutzbund warnt: «Das erzwungene Halten ist letztlich nichts anderes als Gewalt gegen Kinder.»

Aber wenn die Kinder doch hinterher angeblich so friedlich und zufrieden sind? «Was als Einsicht des Kindes vorgegeben wird, ist in Wahrheit der Zusammenbruch der Persönlichkeit», sagt Dr. Ute Benz, Psychoanalytikerin für Kinder und Herausgeberin des festhaltekritischen Buches «Gewalt gegen Kinder»: «Weil ihm keine andere Wahl bleibt, unterwirft sich das Opfer. Manchmal identifiziert es sich sogar mit dem Aggressor, indem es das Festhalten immer wieder einfordert. Das sind klare Symptome einer Traumatisierung, wie Sie sie auch bei Folteropfern beobachten können.» Wiesse vermutet auch einen gewissen Placebo-Effekt in der Wahrnehmung der Eltern: «Das Festhalten war so dramatisch – das muss etwas gebracht haben.»

Langfristig führe die Festhaltetherapie zu schweren Störungen des Beziehungsverhaltens, warnt Benz, die selbst vier geschädigte Patientinnen betreut hat: «Diese Kinder schwanken zwischen extremer Nähe und extremer Distanz. Sie finden die gesunde Mitte auch mit Freunden nicht mehr.» Zuweilen seien sie auch überangepasst und auf Erwachsene fixiert. Die Eltern wiederum hätten mit erheblichen Schuldgefühlen zu kämpfen.

Auf YouTube berichtet eine junge Frau, die von ihrer Mutter als Kind festgehalten wurde: «Das war für mich eine sehr schlimme Erfahrung. Ich habe immer noch Flashbacks. Ich versuche, das Ganze zu verarbeiten, aber das fällt mir sehr schwer.» Noch heute reagiere sie gereizt, wenn ihre Mutter ihr zu nahe kommt, was die Beziehung sehr belaste. Das Wort Folter sei für das Festhalten durchaus passend. «Man nimmt dem Menschen seine Würde.» Auch in Internetforen klagen Betroffene: «Ich habe diese Therapieform gehasst.» – «Der einzige Erfolg, den es gehabt hat, war, dass ich mich noch mehr isoliert habe.» – «Wer die Festhaltetherapie anwendet, sollte das am eigenen Körper erleben. Das ist Folter.» Eine Mutter berichtet, dass ihr vierjähriger Sohn noch Monate später Panik davor hatte, auf den Schoß genommen zu werden.

Wiesse hat im Laufe seiner Arbeit rund 30 Familien kennengelernt, die ihr Kind festgehalten haben: «In keinem Fall hat sich dadurch dauerhaft etwas verbessert.» Selbst in Prekops eigenen Beispielen halten die angeblichen Erfolge oft nicht an: Ein autistischer Junge wird in Folge des Festhaltens so aggressiv, dass er in die Psychiatrie eingewiesen werden muss, ein anderer entwickelt später Wahnvorstellungen. «Es geht beim Festhalten nicht darum, bestimmte Verhaltensstörungen abzubauen», erklärt Prekop, «während der emotionalen Konfrontation bekommt das Kind aber die Chance, sich in die Mutter einzufühlen und ihr zuliebe sich mehr zu beherrschen.»

Auch in einem Seminar, das Prekop gemeinsam mit Hellinger anbot, ging ein Fall schief. Prekop beschreibt es selbst in einem Buch – und gibt den beteiligten Eltern die Schuld. Mutter und Vater eines hyperaktiven Jungen hatten nur widerstrebend und auf Drängen der Festhalte-«therapeutin» an einer Familienaufstellung teilgenommen. Dabei kam heraus, dass ihr erstgeborener Sohn gestorben war. Dem zweiten, hyperaktiven Kind hatten sie denselben Namen gegeben. Zugegeben ist dies für das zweite Kind eine psychische Belastung. Hellinger hatte dafür aber nur eine Lösung: Die Eltern müssten dem zweiten Sohn einen neuen Namen geben. Nach anfänglicher Zustimmung hatten diese aber Zweifel an der «Lösung». Deshalb, so Prekop, habe auch die nachfolgende Festhaltesitzung mit dem Sohn misslingen müssen. «Für Erklärungen waren die Eltern taub.» Immerhin rief Prekop sie nach anderthalb Jahren noch einmal an. Und erfuhr, dass das Kind nach wie vor hyperaktiv ist und zusätzlich nun auch noch «hemmungslos aggressiv».

Rechtliche Grenzen: Nötigung und Freiheitsberaubung

Ein Kind über mehrere Stunden zu fixieren, ist juristisch vom elterlichen Sorgerecht in keinem Fall gedeckt, erklärt Wolfgang Rupieper, Jugendrichter und Direktor des Amtsgerichtes Cottbus. «Diese Praxis erfüllt den Tatbestand der Nötigung und Freiheitsberaubung, möglicherweise auch der körperlichen Misshandlung.» Der Staat habe daher die Pflicht, bei Bekanntwerden solcher Misshandlungen einzuschreiten. «Das Recht des Kindes auf gewaltfreie Erziehung ist gesetzlich verbrieft und steht über dem Elternrecht auf freie Wahl der Erziehungsmittel.» Betreuer, die ein Kind in einer Schule oder einem Kindergarten ohne äußeren Anlass festhalten, machen sich auf jeden Fall strafbar. Selbst in einer Psychiatrie darf das Personal ein Kind nur dann festhalten oder festbinden, wenn ein richterlicher Beschluss vorliegt.

Das Festhalten könnte nur gerechtfertigt sein, wenn wissenschaftliche Studien beweisen würden, dass es für die Entwicklung erforderlich ist, das Kindeswohl nicht gefährdet wird – und dass keine andere Möglichkeit der Behandlung besteht.

Diese Nachweise bleibt das Festhalten schuldig. Studien gibt es nur wenige. Die wissenschaftlich anspruchsvollste, mit 85 Familien, stammt aus dem Jahr 1988 und kommt zu widersprüchlichen Ergebnissen. Während die Eltern die Effekte mehrheitlich positiv beurteilen, sind nur 12 Prozent der Kinder mit der Behandlung einverstanden. 49 Prozent äußern sich ambivalent, 38 Prozent lehnen das Festhalten ab oder haben Angst davor. Eine neuere Studie von einem Festhalteinstitut in Kooperation mit einem externen Psychologen ist vom Design mangelhaft. So fehlt eine Kontrollgruppe, und fast die Hälfte der 71 Familien befand sich in einer weiteren Behandlung. Prekop selbst hält eine wissenschaftliche Prüfung ihrer Methode nicht für notwendig, «weil ich mit meiner ganzen Seele spüre, wie gut das gottgewollte Festhalten ist».

FAMILIENAUFSTELLUNG (nach Hellinger)

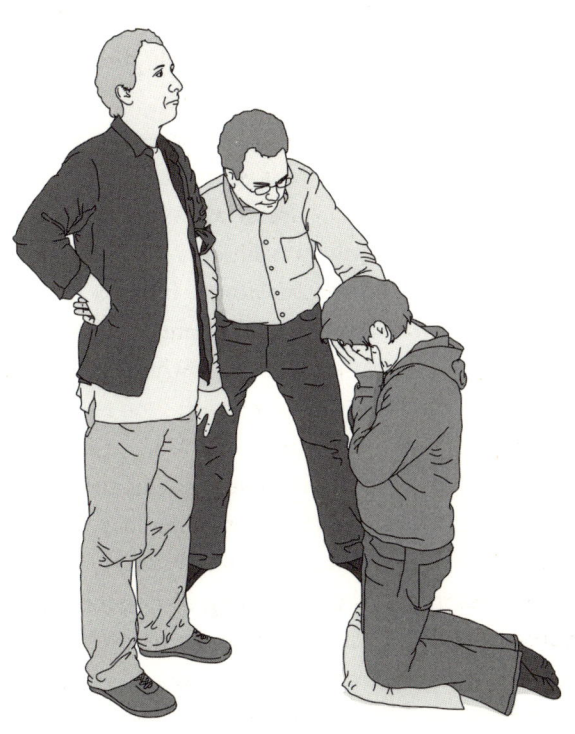

Hellinger zu Heidi: Willst du dich mal an deinen Platz stellen?

Heidi (vor zwei Wochen wegen Brustkrebs operiert): Das ist nicht mein Platz. (...)

Hellinger: Probier aus, ob du etwas Besseres findest. Du

musst dich aber hinstellen und sehen, wie das für dich ist und wie das für die anderen ist. Du kannst es ja nicht nur nach deinem Sinn machen.

Heidi stellt sich an einen neuen Platz etwas entfernt von allen anderen.

Hellinger: Was sagt ihr zweiter Mann dazu?

Mann: (...) Sie muss wissen, wo sie hingehört. Hierher nicht.

Hellinger zu Heidi: Du hast sie alle verspielt (ihren Mann und ihre Kinder).

zur Gruppe: Merkt ihr, wie sie mit denen umgeht, ohne Rücksicht auf sie? (...) Da ist überhaupt kein Mitgefühl mit den Männern. (...) Jetzt sitzt sie zwischen den Stühlen. Das ist das Ergebnis.

zu Heidi: Krebs ist manchmal Sühne. Brustkrebs ist nach meiner Beobachtung – die sehr begrenzt ist, das muss ich sagen – manchmal Sühne für Unrecht, das einem Mann angetan wurde.

Diese Szene hat tatsächlich so stattgefunden und wurde dokumentiert in dem 1995 erschienenen Buch «Ordnungen der Liebe». Autor ist der ehemalige katholische Missionar Bert Hellinger. Er hat eine Psycho-Technik erfunden, die verspricht, problematische Familienbeziehungen klären zu können – in einer Sitzung von einer halben Stunde. Von allen vorgestellten Pseudo-Therapien ist die «Familienaufstellung» oder das «Familienstellen nach Hellinger» die populärste. Und die mit den meisten Geschädigten. Zum Glück aber auch mit dem meisten öffentlichen Widerspruch von Psychotherapeuten.

Ursprung: Vom Missionar zum Psycho-Guru

Die Familienaufstellung wurde in den achtziger Jahren von Hellinger aus Elementen der seriösen Familientherapie entwickelt. Nach 16 Jahren als katholischer Missionar in Afrika hatte Hellinger Kurse in Psychoanalyse, der umstrittenen Primärtherapie und in Familientherapie belegt. Er selbst nennt sich Psychoanalytiker, hat aber die Ausbildung (in Österreich) nicht abgeschlossen. Trotzdem war er zeitweilig Mitglied der Münchner Arbeitsgemeinschaft für Psychoanalyse (MAP). Dies gibt er auch auf seiner Website an. Was er aber verschweigt: Nachdem die Familienaufstellung und bedenkliche Reaktionen bei oder nach seinen Veranstaltungen zunehmend bekannt wurden, sah die MAP im Jahr 2000 dringenden Klärungsbedarf und vereinbarte ein Gespräch mit ihm. «Wir hatten damals erhebliche Kritik an Hellingers Methode», sagt die damalige Vorsitzende Dr. Leonore Gröninger. Hellinger entzog sich der kritischen Debatte mit den Kollegen (und einem eventuellen Ausschlussverfahren), indem er selbst seinen Austritt aus der MAP erklärte.

Die Methode, die Mitglieder einer Familie räumlich aufzustellen, um Beziehungen zu verdeutlichen, hat Hellinger nicht selbst erfunden. Sie wurde bereits in den sechziger Jahren von der US-amerikanischen Familientherapeutin Virgina Satir unter dem Namen «Familienskulptur» oder «Familienrekonstruktion» entwickelt. Diese seriöse Methode wird auch heute noch eingesetzt, etwa im Rahmen der systemischen Familientherapie.

Auch Hellinger erlernte damals diese seriöse Form der Familienaufstellung. Beim Schreiben eines Vortrages sei ihm dann aber plötzlich «aufgegangen, dass es so etwas gibt wie eine Ursprungsordnung» (dieses und folgende Zitate stammen aus eigenen Veröffentlichungen von Hellinger und einem Interview der Autorin mit ihm). Später kam die angebliche Erkenntnis hinzu, dass der Betroffene bei einer Aufstellung «in Kontakt steht mit etwas, das über ihn hinausweist». Aus diesen beiden mystischen Elementen wurden später die «Ordnung der Liebe» und das «wissende Feld». Sie sind die zentralen Punkte, an denen sich Hellingers Methode von Satir deutlich unterscheidet (der sie zuweilen fälschlich mit zugeschrieben wird) – und an denen sie gefährlich wird. Der Begriff «Aufstellung» bezeichnete also ursprünglich eine seriöse Methode der Familientherapie. Heute wird er aber praktisch nur noch für Hellingers Methode und Abwandlungen davon verwendet.

Methode: «Verstrickungen» aufribbeln und gesund werden

Die typische Teilnehmerin einer Familienaufstellung ist weiblich, gebildet und im mittleren Alter. Sie möchte vielleicht ihre schwierige Beziehung zu ihrer Schwiegermutter verbessern. Oder wissen, wie sie mit ihrem hyperaktiven Elfjährigen umgehen soll. Vielleicht fehlt der Teilnehmerin gar nichts, und sie macht die Aufstellung nur zur «vorsorglichen Klärung». Vielleicht ist sie aber auch schwer krank und verzweifelt. Die Familienaufstellung nach Hellinger macht ihr das Angebot: An einem Wochenende kannst du dein Problem lösen. Du kannst dafür nämlich gar nichts! Die Seele deiner Familie ist schuld: Sie nimmt dich in Haftung für Vergehen deiner Vorfahren.

Diese Familienseele, so die Vorstellung, verlangt eine bestimmte Ordnung. Die Frau muss zum Beispiel dem

Mann in seine Familie und sein Land folgen. «Wenn ein Mann in den Familienbetrieb seiner Frau einsteigt, ruiniert er den», sagt Hellinger. Der Mann dient dafür «dem Weiblichen» (wobei unklar bleibt, was das genau ist). Niemand darf aus der Familie ausgeschlossen werden, außer bei sehr schweren Verbrechen. Geben und Nehmen, Glück und Unglück müssen sich die Waage halten – sonst droht Unheil.

Wird beispielsweise ein Verbrechen innerhalb einer Generation nicht gesühnt, so versuchten Nachgeborene das durch eigenes Leid, durch Krankheit oder Unfälle auszugleichen: Sie sind angeblich mit dem Schicksal ihrer Vorfahren «verstrickt». Mit wem genau und wie die Verstrickung zu lösen ist – das soll die Familienaufstellung verraten.

Die Teilnehmerin bucht voller Hoffnung ein Wochenende, vielleicht direkt bei einem Heilpraktiker, vielleicht auch über die Volkshochschule. Die Aufstellung beginnt mit der Darstellung des Ist-Zustandes: Die Betroffene wählt andere Teilnehmer, die ihre Familienmitglieder vertreten, und stellt sie in typischer Weise zueinander in den Raum. Dabei soll sie nicht viel nachdenken, sondern scheinbar «selbstvergessen» handeln. Dann setzt sie sich und ist nur noch Beobachterin.

Die Stellvertreter sollen nun wahrnehmen, wie sie sich an ihrem Platz fühlen. Dahinter steht die Annahme, sie hätten Verbindung zu ebenjenem magischen «wissenden Feld», einer Art Zentralrechner der Familie. Dieser beschickt sie mit den Gefühlen der echten Familienmitglieder. Deshalb gilt: Ist die Stellvertreterin der Mutter wütend, dann ist es die echte Mutter auch. Das Feld weiß angeblich sogar mehr als der Betroffene selbst, beispielsweise über verschwiegene Freundinnen des Vaters.

Auch der Aufsteller dockt an das wissende Feld an –

und «erkennt plötzlich einen Zusammenhang, eine Wahrheit», so Hellinger: Die Kopfschmerzen eines jungen Mannes sind die Folge «angestauter Liebe» zu seiner Mutter. Ein Junge hat einen schweren Unfall und ist seitdem behindert, weil er seiner Großmutter folgen wollte, die bei einem Unfall starb. Brustkrebs ist Sühne für Unrecht, das eine Frau ihrem Ex-Mann angetan hat. Oft kommt auch heraus, dass der Vater angeblich gar nicht der richtige Vater ist.

Soweit die «Diagnosen», die tatsächlich alle so gestellt wurden. Über das wissende Feld kann die Familienseele aber auch therapiert werden: Wie ein Fußballtrainer stellt der Anbieter die Spieler im Raum um, bis alle sich besser fühlen. So macht er etwa aus dem Durcheinander einer Patchwork-Familie wieder die harmonische Dreierkette Vater – Mutter – Kind. Oft holt er auch noch weitere Verwandte dazu: den Bruder, der als Baby starb, den Opa, der im Krieg verschollen ist – und damit eine Lücke in die Familienseele gerissen hat, die jetzt geschlossen wird.

Während das Rollenspiel läuft, sitzt die Betroffene am Rand. An der eigentlichen Entwicklung ist sie gar nicht beteiligt. Erst am Ende soll sie wieder ihren (neuen) Platz in der Familie einnehmen. Meist gibt der Aufsteller ihr noch Körperhaltungen und «lösende» Sätze vor. Für eine Versöhnung mit dem bislang verachteten Vater etwa kniet sich ein Patient vor diesen auf den Boden, streckt die Hände aus und sagt: «Lieber Papi, ich gebe dir die Ehre.» Eine Frau, die als Kind von ihrem Vater missbraucht wurde, soll sagen: «Papa, für die Mama tue ich es gerne.»

Bei der Umstellung der Familie und der Interpretation der Familiengeschichte entlastet Hellinger praktisch immer die Männer, selbst wenn diese schwere Fehler oder gar Verbrechen begangen haben. So behauptet er ernsthaft, ein Mann, der ein Kind in seiner Familie missbraucht, sei dafür nicht voll selbst verantwortlich, sondern die Tat sei «häufig die Folge von unausgeglichenem Geben und Nehmen». Wenn beispielsweise ein Stiefvater sich um die Tochter seiner Frau kümmere, obwohl es nicht seine eigene ist, entstehe ein «unwiderstehliches Bedürfnis nach Ausgleich». Diesen schaffe die Mutter, indem sie ihrem Mann die Tochter «zuführt». Hellinger nennt die Mutter explizit «heimliche Täterin». Überhaupt solle man Missbrauch nicht dramatisieren: «Für viele Kinder ist das Erleben auch lustvoll.» Der Täter dürfe natürlich nicht aus der Familie ausgeschlossen werden: Dies sei nur erlaubt bei «sehr schweren Verbrechen, und der Inzest zählt nur selten dazu».

Frauen laufen Gefahr, hart verurteilt zu werden, selbst wenn sie gute Gründe für ihr Verhalten haben. Von einer Frau etwa, die schwanger von ihrem Mann mit ihrer besten Freundin betrogen wurde, fordert er, «ein bisschen Sünde» zu gestatten, und wirft ihr vor: «Du achtest die Männer nicht genug.»

Am Ende der Aufstellung muss die Patientin die neue Einsicht nur noch umsetzen – dann, so die Suggestion, verschwinden ihre Beschwerden. Dabei gibt der Aufsteller dem Patienten konkrete Handlungsanweisungen. Hellinger forderte etwa von einem Adoptivvater, er müsse die Adoption rückgängig machen und das Kind zum leiblichen Vater bringen. Eine Frau sollte ihr «unrechtmäßiges» Erbe zurückgeben. Wenn Eltern getrennt leben, sollen die Kinder fast immer zurück zum Vater. Solche Ratschläge – eigentlich sind es Befehle – meint Hellinger tatsächlich wörtlich: «Wir suchen hier doch keine symbolischen Lösungen.»

Soweit die Methode, wie sie in der Pflichtlektüre der Aufstellerausbildung dokumentiert ist. Legt man diese aber heute einem beliebigen Familienaufsteller vor, wird man in neun von zehn Fällen ein entrüstetes Dementi ernten. Denn um ihre Methode und Einnahmequelle zu retten, distanzieren sich immer mehr Schüler von der Lehre des Meisters. Die simplen Diagnosen, so wird beteuert, seien nur der persönliche Stil von Bert Hellinger und hätten mit der Technik aber auch gar nichts zu tun. Kein Aufsteller, den man selbst kenne, habe jemals Patienten beschuldigt. Die demütigenden Sätze seien ganz freundlich gemeint, und überhaupt: «Ich mache alles ganz anders und viel sanfter!» Familienaufstellung nach Hellinger 100 Prozent hellingerfrei?

Zum Teil ist das Vernebelungstaktik, um der Kritik an den augenscheinlich rüden Praktiken zu entkommen. Nicht wenige Anbieter, auch «echte» Psychotherapeuten haben sich erst dann von Hellinger distanziert, als die öffentliche Kritik an ihm zu laut wurde. Dabei kann keiner behaupten, er habe von den diffamierenden Aussagen und von den brutalen Szenen vorher nichts gewusst: Hellinger hat nie einen Hehl daraus gemacht und diese bereits in seinen allerersten Büchern Mitte der neunziger Jahre detailliert beschrieben.

Zum Teil strickt aber tatsächlich jeder Anwender nach seinem Gusto an Hellingers Methode weiter oder ribbelt sie auf. Seriöser wird die Familienaufstellung dadurch nicht – im Gegenteil. Denn nun bestimmt jeder Aufsteller selbst, was richtig und falsch ist. Der eine führt ein Vorgespräch, die andere lässt es, stattdessen erfindet sie neue rituelle Sätze. Einige lassen den Klienten mitgestalten, andere sehen das Ergebnis der Aufstellung «nur als Anregung». Manche stellen nur im Rahmen einer Psychotherapie auf – andere weisen Patienten, die verzweifelt um Nachsorge bitten, am Telefon ab.

Familienaufstellung nach Schmidt, nach Meier, nach Schulze? Eine solche Unverbindlichkeit mag im Modedesign kreativ sein, in der Psychotherapie ist sie nicht akzeptabel. Wobei betont werden muss: Hielten sich alle Aufsteller an Hellingers Regeln, wäre die Methode auch nicht sicherer. Das Chaos macht aber deutlich, wie unprofessionell die Szene ist, denn nur weil die Methode so wenig psychotherapeutisch fundiert ist, kann sie auch jeder, der ebenso unqualifiziert ist, verändern. Natürlich geht auch ein Psychoanalytiker nicht nach Schema F vor. Aber er hat doch ein gewisses Handwerkszeug gelernt. Darauf kann sich der Patient verlassen. Bei der Familienaufstellung hingegen kauft er die Katze im Sack. Wenn er Pech hat, beißt sie.

Mittlerweile gibt es auch gelernte Therapeuten der seriösen systemischen Familientherapie, die zugleich Aufstellungen anbieten, meist ohne den Bezug auf Hellinger. Von ihnen ist anzunehmen, dass sie sich zumindest an die Regeln ihrer Berufsverbände halten und etwa keine Patienten beschimpfen. Die Frage, warum sie aber überhaupt eine unwissenschaftliche Methode integrieren, wird am Ende des Kapitels behandelt.

Hellinger selbst hat seine Technik mittlerweile so weit verändert, dass sich der Aufsteller nur noch die Familie beschreiben lässt, sie sich geistig vorstellt und dann darauf wartet, dass ihm ein einziger «lösender Satz» dazu einfällt. Etwa «vergesst mich auch», «bitte, bleib» oder «lieber mich». Den Satz denke er sich aber nicht selbst aus, meint Hellinger, sondern er wird ihm «geschenkt», wenn er sich nur dem ganzen System öffne. Der Anbieter soll diesen Satz den Betroffenen sagen und sie dann sofort nach Hause schicken. «Jedes zusätzliche Wort würde die Kraft dieses Satzes verderben.»

Aufstellungen werden mittlerweile auch angewandt im Bereich Coaching und Management, Organisationsentwicklung, in der Paarberatung und der sozialen Arbeit und Schule. Es gibt Aufstellungen ohne Stellvertreter, politische Aufstellungen und Aufstellungen mit Kindern. Sogar der 11. September 2001 wurde schon «aufgestellt». Oft wird heute auch mit dem umfassenderen Begriff «Systemaufstellungen» gearbeitet.

Heilsversprechen: Krebs ist nur Verstrickung

Neurodermitis, Asthma, sexueller Missbrauch, Herzrhythmusstörungen, Diabetes, Kinderlähmung, Fehlsichtigkeit, Krebs, Heroinsucht, HIV-Infektion, Zeugungsunfähigkeit, Impotenz, Panikattacken, Magersucht, Borderline, Bulimie, geistige Behinderung, Depressionen «aller Schweregrade» oder gar Suizidgedanken: Es gibt fast nichts, wozu nicht eine Familienaufstellung angeboten wird. Hellinger hat sogar einen Kurs mit psychotischen Patienten, also mit psychisch Schwerkranken, durchgeführt. Dabei versprechen er selbst und auch die meisten anderen Aufsteller zwar nicht wörtlich die Heilung bestimmter Krankheiten. Sie verwenden stattdessen, vermutlich bewusst, globale Begriffe, die diese Hoffnung im Ratsuchenden wecken. Die hellingerfreundliche Deutsche Gesellschaft für Systemaufstellungen (DGfS) meint beispielsweise, die Aufstellung diene der «Wiederherstellung der Ordnung, der Lösung eines Konfliktes oder Ungleichgewichtes oder der Heilung im engeren oder weiteren Sinne».

Um die Wirkung von Familienaufstellungen zu demonstrieren, wird in den Büchern gern von wundersamen Heilungen berichtet: Unfruchtbare Paare, die plötzlich Nachwuchs erwarteten, «mehrere Fälle» von Magersucht oder Bulimie, die geheilt wurden, eine Jahrzehnte währende Migräne, die plötzlich «fast ganz verschwunden ist». Es gebe «vieler solcher Geschichten», behauptet der Hellinger-Anhänger Wilfried Nelles in einem Buch über die Technik: «Ich erlebe die Wirkung von Aufstellung generell als Wunder!»

Hellinger selbst sagt zwar nicht direkt, dass er Krebs heilen könne. Er behauptet aber, er könne «Dynamiken entmachten», die Krankheiten wie Krebs «verursachen». Entsprechend finden sich viele Menschen mit körperlichen Beschwerden und besonders viele Krebspatienten in den Seminaren. Gerade krebskranke Frauen müssen sich dort oft anhören, ihre Krankheit selbst verursacht zu haben – meist, weil sie angeblich ungerecht zu einem Mann waren. Andere Aufsteller und Autoren betonen zwar, dass eine Aufstellung Krebs nicht heilen könnte. Aber auch hier hofft Wilfried Nelles auf Wunder: «Manchmal geschehen Wunder, und vielleicht können wir mit einer Aufstellung ein wenig dazu beitragen, dass die Seele für ein Wunder bereit ist.» Welcher Todkranke schöpft da nicht Hoffnung und bucht ein Seminar? Wobei Hellinger auch betont, dass es auf einer «höheren Ebene» gar «keine Rolle spiele», ob etwa eine Krebskranke gesund werde oder nicht. Für sie selbst aber schon.

Manchmal gebe es aber auch «keine Lösung», räumt Hellinger ein. Dann solle der Aufsteller abbrechen, und «die ganze Kraft des ungelösten Problems ist beim Klienten, und diese Kraft sucht die Lösung, wenn er sich ihr überlässt». Auf Deutsch: Der Klient kann selbst sehen, wie er damit zurechtkommt.

Zur Wirkung von Familien- und Systemaufstellungen

listet die DGfS auf ihrer Website ganze sieben veröffentlichte Untersuchungen auf. Die meisten Studien wurden allerdings ohnehin von Anbietern selbst erstellt und können daher nicht als unabhängig gelten. 17 weitere Studien wurden nicht veröffentlicht, bei vielen handelt es sich um Diplomarbeiten. Von den sieben veröffentlichten Studien behandeln nur drei psychische Beschwerden, die anderen den Bereich Coaching und Management. Zwei Studien berichten positive Ergebnisse, die dritte «sehr unterschiedliche».

Sieben veröffentlichte Studien sind für eine Methode, die seit über zehn Jahren vermutlich tausendfach angewandt wird, verschwindend wenig und zeigt, wie wenig die Anbieter offenbar an einer Überprüfung interessiert sind.

Ausbildung: Psychotherapie beim Graphiker?

Mit schätzungsweise über 2000 Anbietern im deutschsprachigen Raum ist die Familienaufstellung Marktführerin unter den alternativen Psycho-Techniken.

Theoretisch kann jeder Familienaufstellungen machen. Viele Aufsteller haben nicht einmal einen Heilpraktikerschein und dürften gar keine Heilbehandlung anbieten. Deshalb vermeidet ein Teil der Szene zunehmend den Begriff Therapie, sondern spricht von Workshops oder Seminaren. In mehreren Büchern wird die Technik aber eindeutig als Psychotherapie angepriesen, und viele Patienten erhoffen sich ja auch die Linderung schwerer Seelennot.

Die Deutsche Gesellschaft für Systemaufstellungen hat für die Aufsteller auf ihren Listen gewisse Kriterien entwickelt. Dabei trennt sie zwar in «Therapeuten» und «Berater». Therapeuten müssen echte Psychotherapeuten oder Ärzte sein oder mindestens einen Heilpraktikerschein und eine Ausbildung in einer «psychotherapeutischen Methode» vorweisen. Berater müssen weniger Anforderungen erfüllen und sind beispielsweise Erzieher, Hebammen, Altenpfleger, Familienhelfer, Ergo- und Physiotherapeuten, aber auch Graphiker oder Banker mit Erfahrung in einem «beratenden Berufsfeld». Untersucht man allerdings das Angebot der «Berater» im Detail, so stellt man fest, dass sie ebenfalls Wochenendseminare zu Familienaufstellungen anbieten. Dabei wird unter anderem um Kunden geworben, «die ihren (psychosomatischen) Krankheiten auf die Spur kommen wollen». Also: Heilung suchen.

Unabhängig davon, welche Bezeichnungen die Anbieter für sich oder ihre Methode wählen: Praktisch bewegt sich eine Aufstellung immer im psychotherapeutischen Bereich, wenn dort schwere Schädigungen wie Missbrauch, Suizidtendenz oder Krankheiten wie Depressionen und Magersucht behandelt werden.

Für Teilnehmer, die nach einer Familienaufstellung unzufrieden sind, hat die DGfS eine Ombudsstelle eingerichtet. Ombudsfrau Monika Hörter informiert im Internet: «Es ist ganz natürlich, dass es zu Unstimmigkeiten kommen kann und sich eine oder auch mehrere Personen ungerecht behandelt fühlen können.» Dem muss aus therapeutischer Sicht entschieden widersprochen werden: Es ist überhaupt nicht natürlich und auch nicht akzeptabel, wenn sich ein Patient in einer Therapie ungerecht behandelt fühlt. Vielmehr ist es Zeichen eines gefährlichen Machtgefälles. Von vornherein macht Hörter auch klar: «Wir» – indirekt meint sie den unzufriedenen Patienten – könnten oft den Sinn einer Handlung nur deshalb «nicht verstehen oder sehen», weil wir «zu sehr in Eigenes und Fremdes verstrickt sind». Bei einer Klärung will sie deshalb auch die Interessen der Familienmitglieder berücksichtigen, die an der Aufstellung gar nicht beteiligt waren. Dies öffnet neuer Willkür Tür und Tor: Mit der Begründung kann die Ombudsstelle der DGfS immer behaupten, die Demütigung des Patienten sei notwendig gewesen, um anderen Familienmitgliedern zu helfen.

Eine Aufstellung dauert zwischen fünf Minuten und zwei Stunden, ein Wochenendseminar kostet etwa 200 bis 250 Euro, ohne Unterkunft. Nach Hellinger soll oft eine Sitzung reichen, um das Problem zu lösen. Die Krankenkassen übernehmen die Kosten nicht.

Welcher Berufsverband ist seriös?

Bei keiner anderen Pseudo-Therapie gehen die Begrifflichkeiten so durcheinander wie bei der Familienaufstellung. Teilweise wählen die Hellinger-Anhänger für ihre Institute und Verbände wohl auch bewusst ähnliche Bezeichnungen und Abkürzungen, quasi als Trittbrettfahrer der seriösen Psychotherapie. Ein kleiner Leitfaden:

Therapeuten, die nach der wissenschaftlich anerkannten systemischen Therapie und Familientherapie arbeiten, sind in Deutschland in zwei Fachverbänden organisiert: der Systemischen Gesellschaft (SG) und der Deutschen Gesellschaft für Systemische Therapie und Familientherapie (DGSF). Therapeuten, die das Kürzel SG oder DGSF führen, können Sie daher vertrauen (bis auf wenige Ausnahmen, wie am Ende des Kapitels erläutert wird).

Die hellingerfreundlichen Anbieter sind hingegen in der Deutschen Gesellschaft für Systemaufstellungen (DGfS) zusammengeschlossen. Bezieht sich ein Therapeut oder ein Institut auf die DGfS, sollten Sie die Finger davon lassen.

Es ist sicherlich kein Zufall, dass die DGfS ein so ähnliches Kürzel wie die seriöse DGSF gewählt hat. Schauen Sie daher genau hin: DGfS steht für die Methode nach Hellinger, DGSF für die seriöse Familientherapie.

Seelisches Risiko: «Wie eine zweite Vergewaltigung»

Hellingers Methode birgt zwei große Gefahren: Zum einen transportiert sie ein extrem konservatives enges Familienbild, und viele Anbieter erwarten von den Patienten tatsächlich, ihr Familienleben entsprechend zu gestalten. Zum Zweiten gibt die Erfindung des «wissenden Feldes» dem Aufsteller und auch den Stellvertretern eine nahezu absolute Macht über den Patienten. Gleichzeitig kann der Aufsteller aber jede eigene Verantwortung für den Ausgang der Behandlung leugnen: Er spreche ja nur aus, was das Feld ihm zeige.

Das konservative Weltbild wird in den Büchern von Hellinger und auch von anderen Vertretern der Szene schnell deutlich. Dem Ratsuchenden wird genau vorgegeben, was gut für eine Familie ist und was schlecht. Eine kleine Auswahl: «Der Mann nimmt eine Frau.» Er «führt die Familie nach außen». Frauen «fühlen sich an der zweiten Stelle am wohlsten». Ihre Erfüllung und ihr «größtmögliches spezifisches Gewicht» erreicht eine Frau «durch viele Kinder». In einer kulturell gemischten Partnerschaft «ist es besser, wenn die Frau dem Mann in dessen Land folgt». Ist sie mit einem Moslem verheiratet, «muss sie zustimmen, dass der Sohn Moslem wird». Sexualität, die Kinder «grundsätzlich ausschließt», ist nur «eine kastrierte Sexualität». Eine Hochzeit sollte immer mit der Familie gefeiert werden, mit Freunden ist es «ein flaches Vergnügen». Fehlt ein Trauschein, so belastet das die Beziehung. Bei einer Abtreibung «bleibt die Schuld». Einem Homosexuellen muss man «sein Schicksal erleichtern» (auch diese Neigung entsteht nämlich angeblich durch Unordnung im Familiensystem). Diese Aussagen stammen nicht alle von Hellinger selbst, sondern auch aus Büchern von verschiedenen anderen Aufstellern – was zeigt, dass das Problem nicht nur die Person Hellinger ist. Sie alle suggerieren: Nicht die Familie selbst kann entscheiden, wie sie leben möchte, sondern eine höhere Macht gibt das für sie vor. Richtet sich der Patient nach dieser Ordnung, bleibt er gesund und glücklich. Bricht er aber eine Regel, bekommt er oder jemand aus seiner Familie zwangsläufig Probleme. Drastischstes Beispiel Hellingers: Wenn jemand «leichtfertig» und «zur Selbstverwirklichung» seinen Partner verlässt, «dann stirbt oft ein Kind».

Die seriöse Psychotherapie arbeitet mit der genau gegensätzlichen Haltung: «Natürlich brauche jede Familie Regeln. Aber die eine richtige Ordnung gibt es nicht. Jede Familie muss eine finden, mit der es ihr gutgeht», sagt Wolfgang Hantel-Quitmann, Professor für klinische Psychologie und Familienpsychologie an der Hamburger Hochschule für Angewandte Wissenschaften: «Die Familienaufstellung beruht auf einem Glauben an eine vorgegebene Ordnung. Das ist keine Basis für psychische Heilung.» Der Familientherapeut Werner Haas hat sich die Mühe gemacht und ein ganzes Buch darüber geschrieben, warum Hellingers Methode therapeutische Prinzipien verletzt und Ratsuchenden schaden kann («Das Hellinger-Virus»). «Wenn Menschen versuchen, sich starren äußeren Ordnungen anzupassen, ist das keine Lösung, sondern im Gegenteil oft gerade der Auslöser für psychische Probleme», sagt der Leiter einer Erziehungs-, Ehe- und Lebensberatungsstelle, «weil sie dabei eigene Bedürfnisse, die nicht in die Ordnung passen, missachten.» Und selbst wenn die Teilnehmer Hellingers Vorgaben nicht hundertprozentig übernehmen: «Es bleibt doch ein Druck oder ein schlechtes Gewissen.»

Zumal die Aufsteller ihr starres Familienbild – das letztlich ja nur ihr ganz persönliches ist – nicht nur abstrakt propagieren: Sie setzen es auch um in ganz konkrete Handlungsanweisungen für den Patienten. «Den Partner kannst du vergessen.» – «Die Kinder müssen zum Vater.» – «Du musst die Adoption rückgängig machen» (was rechtlich gar nicht möglich ist). «Ihr müsst dem Kind einen neuen Namen geben.» – «Du musst deinem Mann in sein Herkunftsland folgen.» – «Eure Beziehung ist zu Ende.» – «Du bist nicht zu retten.»

Wer die Beispiele liest, kann kaum glauben, dass erwachsene Menschen sich so etwas sagen lassen. Und dass sie tatsächlich danach handeln. Das tun sie oft auch nicht. Hellinger selbst berichtet: «Oft hält der Klient diese Einsicht nicht aus und verschließt sich ihr wieder.» Zum Glück! Viele aber nehmen seine Aussagen für bare Münze. Man darf nicht vergessen, dass die Teilnehmer den Glauben an das wissende Feld übernommen haben, sonst wären sie gar nicht da. Das macht den Aufsteller in ihren Augen unfehlbar. Denn nicht er gibt die Ratschläge, sondern das Feld, und das allein weiß ja, was für den Patienten gut ist. Und noch etwas muss man bedenken: Die Teilnehmer sind oft verzweifelt oder todkrank. Die Aufstellung und Hellingers Ratschläge sind vielleicht ihre letzte Hoffnung, ihr Sterben zu verhindern. Wer wollte ihnen verdenken, dass sie es versuchen? Bei besonders renitenten, also selbstbewussten Teilnehmern greift Hellinger auch zu regelrechten Drohungen für den Fall, dass sie seine Weisungen nicht befolgen. Über einen leukämiekranken Teilnehmer, der sich erst weigert, sich vor seinem «Vater» hinzuknien, sagt er zur Gruppe: «Er wird sterben. Er geht nicht raus aus der Verstrickung. (...) Das bringt er nicht fertig. Er stirbt lieber, als dass er sich hinkniet.» Das gelte übrigens für «viele Krebskranke». Schließlich kniet sich der Patient doch hin.

Auch andere Gruppenmitglieder, die dem Beschuldigten zu Hilfe kommen wollen oder die generell Kritik oder Zweifel äußern, werden von Hellinger rüde zurechtgewiesen. Oft beschuldigt er sie sogar, den Erfolg für den Patienten zu verhindern. «Zweifelt jetzt jemand, ist die ganze Lösung damit zerstört, auch wenn die Zweifel nicht ausgesprochen werden.» Wer möchte schon dafür verantwortlich sein?

Tatsächlich nehmen Patienten die Ordnung der Familienaufstellung durchaus wörtlich. Eine 41-jährige Teilnehmerin, selbst Diplompsychologin, die für eine Diplomarbeit befragt wurde: «Ich bin jetzt mit einem Südländer zusammen, der genau diese Ordnung in sich trägt. Früher wäre ich nie auf die Idee gekommen zu sagen, gut, wenn es sein muss, gehen wir zusammen in sein Heimatland. Das ist inzwischen vollkommen klar.»

Seriöse Therapie hingegen soll das Handlungsrepertoire der Betroffenen nicht einschränken, sondern erweitern. Zwar konfrontiert auch ein seriöser Therapeut Ratsuchende mal mit unbequemen Rückmeldungen. «Aber er macht immer klar, dass es nur seine subjektive Sicht ist.

Hellinger hingegen verkauft es als Wahrheit», so Dr. Wilhelm Rotthaus, Arzt für Kinder- und Jugendpsychiatrie und Psychotherapie und Autor von Familienratgebern, «damit werden Klienten entmündigt». Vor allem das wissende Feld und die konkreten, oft groben Handlungsanweisungen der Anbieter verletzen psychotherapeutische Prinzipien. «Hellinger hat zwar viele Ideen und Methoden aus der systemischen Familientherapie übernommen – sie dann aber in seinem Sinne verzerrt. Er benutzt sie, um ein einengendes Weltbild zu transportieren», sagt Rotthaus.

Zwar sieht auch die seriöse Therapie Probleme als Folge von Beziehungsmustern und vor dem Hintergrund der Familiengeschichte. Etwa das Phänomen, dass Probleme sich in jeder Generation wiederholen: «Das ist aber kein Schicksal, sondern Lernerfahrung: Wenn Großvater und Vater die Familie verlassen haben, sucht sich die Tochter möglicherweise unbewusst auch eher einen unzuverlässigen Partner.» Dahinter ein «wissendes Feld» zu vermuten, ist nach Rotthaus' Meinung «absoluter Humbug».

Woher stammen dann aber die starken «rätselhaften» Empfindungen der Stellvertreter? Für den Familientherapeuten Haas sind diese in keinster Weise rätselhaft, sondern ein alltägliches menschliches Phänomen: «Wer darauf wartet, dass innere Bilder, Farben, Töne oder was auch immer aufsteigen, wird ziemlich schnell erleben, dass sie tatsächlich aufsteigen.» Zudem sei eine Aufstellung ja eine reale, zwischenmenschlich intensive Situation. Wenn jemand etwa als Stellvertreter des Opas plötzlich von der ganzen Gruppe erwartungsvoll angeschaut wird, wird er mit großer Wahrscheinlichkeit Anspannung und vielleicht ein flaues Gefühl im Magen spüren. «Das ist aber durch das aktuelle Erlebnis verursacht und hat mit dem echten Opa nichts zu tun.» Der vielleicht zuvor skeptische Teilnehmer sieht es aber als Beweis, dass das wissende Feld doch existiert.

Ganz zufällig sind die Empfindungen auch nicht: «Die Teilnehmer spüren natürlich, was der Aufsteller erwartet», sagt Rotthaus. Tatsächlich lobt Hellinger nach der Aufstellung Darsteller, die entsprechend seiner Analyse reagiert haben. Wer hingegen zu viel widerspricht, wird ausgetauscht, weil er angeblich «nicht im Kontakt» ist.

Auf YouTube kann man sich selbst ein Bild von einer Aufstellung mit Hellinger machen. Dokumentiert ist dort unter anderem ein Kurs, den die Österreichische Gesellschaft für Psychoonkologie und das Institut für medizinische Psychologie der Universität Wien (!) organisiert hatten. Eine Frau mit Brustkrebs, die noch dazu offensichtlich suizidgefährdet ist, stellt vor großem Publikum ihre Familie auf. Für jeden, der nur etwas Einfühlvermögen besitzt, sind die Aussagen der Stellvertreter leicht vorhersehbar. Wer zwischen anderen steht, fühlt sich entweder bedrängt oder geborgen. Schiebt man ihn nach außen, fühlt er sich erleichtert oder isoliert. Das Video ist unterlegt mit dem düster-choralhaften Lied «Ameno dori me», was der ganzen Szene etwas bizarr Heiliges und Dramatisches verleiht.

Aber, wenden die Hellinger-Anhänger ein, der Betroffene selbst bestätigt doch oft, dass die Stellvertreter sich genau so verhalten wie seine Verwandten, obwohl sie sie gar nicht kennen. Dahinter könne doch nur eine höhere Macht stecken. Nicht unbedingt. Es ist vielmehr die Macht des Gewöhnlichen. «Es gibt ein gemeinsames kulturelles Familienbild, auf das alle zurückgreifen können», weiß Rotthaus. «Die Rolle von Opa Schulze unterscheidet sich nicht so stark von der von Opa Meier.»

Oft sind die Aussagen auch so trivial, dass sie auf viele

Familien passen, sagt Haas. «In jedem Familiensystem gibt es Personen, von denen man mehr oder weniger behaupten kann, sie seien vergessen oder ausgeklammert worden.» Selbst Schicksalsschläge seien nicht so individuell, wie es vielleicht scheint. «Untersucht man beispielsweise die Familiengeschichte von Menschen mit Suizidtendenzen, so findet man häufig eine Urgroßmutter oder -tante, die im Kindbett starb – einfach, weil das zu Anfang des 20. Jahrhunderts noch sehr verbreitet war. Bei Menschen ohne Suizidtendenzen würde man allerdings in gleicher Weise fündig.»

Bleibt die Frage: Wenn die Familienaufstellung gefährlich ist, warum hat sie dennoch angeblich so viele zufriedene Teilnehmer? Dazu muss festgestellt werden, dass es eben fast keine Studien darüber gibt, wie vielen Teilnehmern es hinterher wirklich besser- und wie vielen schlechtergeht. «Wenn man sich die Videoaufnahmen von Familienaufstellungen anschaut, sieht man, dass es immer zahlreiche Teilnehmer gibt, die überhaupt nicht überzeugt wirken, denen das Geschehen sogar sichtlich unangenehm ist», sagt Haas, der Dutzende Szenen untersucht hat. Trotzdem präsentieren die Aufsteller die Sitzung stets als Erfolg. Haas: «Es gibt auch Teilnehmer, die sich anfangs positiv äußern, dann vor Scham verstummen und nach Monaten oder Jahren damit herausrücken, dass sie sich emotional manipuliert und ausgebeutet fühlen.»

Und: Hellinger geht nach dem Prinzip «Teile und herrsche» vor. «Viele werden durch die verkündeten Erklärungen erst mal entlastet», sagt Rotthaus – auch wenn ihr Problem nicht gelöst sei. Aber eben nicht alle. Wer Pech hat, und das sind meist Frauen, wird massiv belastet, wenn ihm für seine Krankheit auch noch die Schuld aufgebürdet wird. Oder wenn ein Missbrauchsopfer vor dem

Täter knien soll. Rotthaus: «Das ist wie eine zweite Vergewaltigung.»

Man muss keine Psychologin sein, um sich vorzustellen, was solche Szenen, noch dazu vor einer Gruppe, in Menschen anrichten, die ohnehin belastet sind und die eigentlich Hilfe und Unterstützung suchen. Sie können durch solche extremen Kränkungen leicht aus ihrem mühsam errungenen psychischen Gleichgewicht gestoßen werden, warnt Hantel-Quitmann: «Wir haben regelmäßig Klienten, die durch die Familienaufstellung völlig verstört sind und erst mit therapeutischer Hilfe wieder zu sich finden.» In einem Psychotherapie-Forum im Internet klagt eine Aufstellungs-Geschädigte: «Ich war danach total fertig! Ich musste mich von der Frau, die meine Mutter dargestellt hat, umarmen lassen, obwohl mir beinahe schlecht wurde.» Eine andere Teilnehmerin berichtet, sie sei zwei Wochen «sehr depressiv» gewesen: «Ich ging aus dieser Familienaufstellung heraus, verunsichert und mit einem Schuldgefühl. Was mir da an den Kopf geworfen wurde, war sehr schockierend.» Von dem Heilpraktiker hatte die Frau zuvor nur Gutes gehört.

Mehrfach mussten Teilnehmerinnen nach einer Familienaufstellung in eine psychiatrische Klinik eingeliefert werden, unter anderem wegen Suizidgefahr. Auch in Fachbüchern tauchen Fälle auf, die nach einer Familienaufstellung behandelt werden mussten. Der Fall einer Patientin mit einer Psychose macht klar, welchen Schaden schon der Glaube an Verstrickungen und wissende Felder anrichten kann – selbst wenn die Aufstellung ohne Beschimpfung verläuft. Im Vorfeld der psychotischen Schübe, berichtet die behandelnde Psychologin Ulrike Borst, hatte die Frau jeweils Anschluss an verschiedene Psychogruppen gesucht. Schließlich probierte sie es mit Familienaufstellungen. Nach diesem Seminaren, berichtete ihr Mann, sei sie jeweils «nicht mehr von dieser Welt» gewesen. Als sie schließlich in die Psychiatrie aufgenommen wurde, stellte die Patientin «psychotisch anmutende Zusammenhänge zwischen Ereignissen im familiären und sozialen Umfeld her, die noch stark von den Geschehnissen in den Familienaufstellungen geprägt zu sein schienen», so Borst: «Der neue psychotische Schub war mit großer Wahrscheinlichkeit von der Familienaufstellung mitausgelöst.» Ein halbes Jahr später musste die Frau zwangseingewiesen werden, weil sie Personen in ihrer Umgebung bedroht hatte.

Nun werden die Aufsteller einwenden, dass die Frau ja bereits vorher psychotische Schübe hatte und die Familienaufstellung daher nicht der Grund sei. Aber einen weiteren psychotischen Schub kann man eben durch therapeutische Maßnahmen fördern oder verhindern. Jemandem, der ohnehin Probleme hat, in der Realität zu bleiben, etwas vom «wissenden Feld» zu erzählen, ist therapeutisch mehr als unverantwortlich.

1997 erhängte sich eine Ärztin kurz nach einer Familienaufstellung in Leipzig. Hellinger hatte sie in einer Sitzung vor großem Publikum massiv attackiert und ihre vier Kinder dem Mann zugesprochen. Ihre Abschiedsbriefe «lassen vermuten, dass sich die Frau offenbar Bert Hellingers Familien-Ordnungsdenken zu eigen gemacht hatte. Und es scheint, als habe sie Hellingers Worte gegen sie als vernichtendes Urteil über ihre Person verstanden. Auszug: ‹Vielleicht gibt es Menschen, die so viel Schuld auf sich laden, dass sie kein Recht mehr haben, hierzubleiben. Und wenn es für die Kinder die Ordnung herstellt, will ich meinen Teil dazu tun, auch wenn es nicht das ist, was ich mir wünsche.›» (Zitat aus einem Artikel von Frank Gerbert im FOCUS). Die Staatsanwaltschaft ermittelte gegen Hellinger, konnte ihm aber nichts nachweisen.

Nicht jede Aufstellung hat solche dramatischen Folgen. Wer Glück hat, wird ja auch nicht beschimpft oder gedemütigt. Aber Teilnehmer, die wirklich Hilfe brauchen, gehen immer ein Risiko ein – auch bei den «sanften» Formen. Alles Gefährliche wegzulassen, ist nämlich gar nicht möglich: Von der Wundermethode würde nichts übrig bleiben. Fazit des Experten Hantel-Quitmann: «Familienstellen ist russisches Roulette mit der Seele.»

Öffentliche Debatte: Volkshochschulen als Wegbereiter

Während die meisten anderen Pseudo-Therapien weitgehend nur szeneintern bekannt sind, drängt die Familienaufstellung gezielt in den Bereich der fundierten Psychotherapie, an die Universitäten und in seriöse Weiterbildungsinstitute. Als wichtigste Wegbereiter müssen hier die Volkshochschulen gelten. Bundesweit finden sich heute Wochenendseminare zum Familienstellen in ihren Programmheften. Die Volkshochschule Moosburg bietet sogar – über ihre eigene Heilpraktikerschule – eine Ausbildung in «Aufstellungsarbeit» an vier Wochenenden an. Darin werden explizit das «wissende Feld» und «geistig-spirituelle Elemente» gelehrt. Den allermeisten Volkshochschulen dürfte gar nicht bewusst sein, was und wen sie da genau in ihr Angebot aufgenommen haben. Sie gehen schlicht nach der Nachfrage durch Teilnehmer. Dennoch tragen die Volkshochschulen hier besondere Verantwortung. Indem sie Familienaufstellungen in ihr Standardprogramm aufnehmen, verleihen sie der Technik unverdiente Seriosität. Und setzen ihre Kunden einem nicht geringen Risiko aus. Manche kommen vielleicht erst durch die VHS auf die Idee, eine Aufstellung zu machen. Zudem unterlaufen die Volkshochschulen damit ihren eigenen Mindeststandard, nach dem sie keine Therapie anbieten.

Das führt mitunter zu grotesken Widersprüchen vor Ort. Ein Beispiel: Die oberste Landesjugendbehörde Hamburgs warnte in einer eigens anberaumten öffentlichen Veranstaltung ausdrücklich vor der Familienaufstellung. Dessen ungeachtet hat die Hamburger VHS die Technik nach wie vor regelmäßig im Programm, gefördert mit öffentlichen Geldern. Das ist in etwa dasselbe, als würde Scientology dort «Übungen mit dem Lügendetektor» anbieten dürfen. Die Volkshochschulen sind aber nicht die Einzigen, die zu unkritisch offen für alles Neue sind. Mehrere Universitäten haben Psychologiestudenten für wohlwollende Hellinger-Forschungen den Diplomtitel verliehen. Hellingers Buch «Ordnungen der Liebe» steht in wissenschaftlichen und öffentlichen Bibliotheken im Regal Familientherapie, nicht bei Parapsychologie. Das Institut für medizinische Psychologie der Universität Heidelberg hat sogar Hellinger persönlich eingeladen. Noch heute steht er auf der Gästeliste, mit der sich das Institut im Internet darstellt – und wird dort als «Psychotherapeut» bezeichnet.

Auch die Berufsverbände der seriösen Therapeuten müssen sich vorhalten lassen, dass sie sich nicht genug gegen die Familienaufsteller abgrenzen. Denn die Aufsteller rücken ihre Methode zunehmend in die Nähe der Psychotherapie, vor allem der systemischen Familientherapie. Nach dem Motto: «So anders sind wir gar nicht!» Zuvor hatten sie sich jahrelang mit der Einzigartigkeit und Genialität der Familienaufstellung gebrüstet. Die Annäherung muss daher als Versuch gesehen werden, unter dem

Dach der systemischen Familientherapie mehr Seriosität vorzutäuschen.

Die beiden ansonsten fachlich einwandfreien Berufsverbände der systemischen Therapie scheinen mit der Situation bislang überfordert. Sie kritisieren zwar die Person Hellinger, scheuen aber die Auseinandersetzung, wenn ihre eigenen Mitglieder mit der Familienaufstellung fremdgehen. Noch sind dies zwar nur wenige. Aber sowohl die Deutsche Gesellschaft für Systemische Therapie und Familientherapie (DGSF) als auch die Systemische Gesellschaft listen auf ihrer Website Institute, die Familienaufstellungen mit mystischen Elementen praktizieren. Ein DGSF-Therapeut sagt sogar ganz offen, dass er «phänomenologische Familientherapie nach Bert Hellinger» anbietet und zitiert Hellinger auf seiner Website. Auf der Jahrestagung der DGSF 2008 gab es einen eigenen Workshop zu Familienaufstellungen. Dabei wurde unter anderem die Frage diskutiert: «Wie haben Sie die Methode gegenüber Klienten und Kollegen vertreten?» Und: «Gibt es Unterschiede zwischen DGSF-Therapeuten und Therapeuten, die nach B. Hellinger arbeiten?» Offenbar ist dies nicht mehr selbstverständlich.

Zwar hat die DGSF schon 2003 eine offizielle kritische Stellungnahme zur Familienaufstellung herausgegeben. Darin konzentriert sie sich aber auf die Person Hellinger und «erhofft von den renommierten Praktikern der Familienaufstellungen die Fähigkeit, sich von Bert Hellinger zu distanzieren». Renommierte Familienaufsteller? Am Ende der Stellungnahme heißt es gar: «Familienaufstellungen können als eine Methode innerhalb der Systemischen Therapie eingesetzt werden, wenn systemische Grundprinzipien gewahrt bleiben.» Es stellt sich die Frage, wie beides zugleich gehen soll. Denn schon die Einbeziehung einer höheren Macht verletzt ein zentrales Prinzip der Psychotherapie. Streicht man aber das wissende Feld, bleibt von der Familienaufstellung nichts übrig.

In jedem Fall werden Hellinger und seine simplen Konzepte durch das Interesse von seriösen Therapeuten aufgewertet. Der Vorsitzende der DGSF Jochen Schweitzer räumt ein: «Die Scheu von Systemikern wie auch von anderen Psychotherapeuten sinkt, das Wort ‹Aufstellungen› in den Mund zu nehmen.» Das hat vor allem Auswirkungen auf die öffentliche Bewertung der Technik. So schreibt etwa der Südwestrundfunk 2001 in einer Pressemitteilung, Hellingers Konzept von einer «Ordnung der Liebe» habe «letztlich Eingang gefunden in die systemische Familientherapie».

Nach Aussage Schweitzers versucht die DGSF, «die positiven Aspekte der Familienaufstellungen anzuerkennen, die im Rahmen Systemischer Therapie und Beratung hilfreich sein können, andererseits aber zu einem kritisch-reflektierten Umgang mit dieser Methode anzuregen und auf die Gefahr unerwünschter Nebenwirkungen hinzuweisen». Dazu hat sich unter anderem eine interne Arbeitsgruppe gebildet. Schweitzer – zugleich Professor und stellvertretender Leiter des Institutes für Medizinische Psychologie an der Universität Heidelberg (das, wie berichtet, Hellinger persönlich eingeladen hatte) – leitet außerdem seit Juli 2009 dort eine wissenschaftliche Studie zu Familien- und Organisationsaufstellungen. Allerdings befasst sich diese vor allem mit der Methode als Ritual und untersucht beispielsweise «interkulturelle Aspekte von Heilritualen». Entsprechend ist die Studie auch nicht im Bereich Psychotherapieforschung angesiedelt, sondern im Sonderforschungsbereich «Ritualdynamik» der Universität Heidelberg.

Zwar betont die DGSF auch heute noch, dass sie von ihren Mitgliedern eine Distanzierung von Hellinger «erhofft». Bleibt diese aber wie in den genannten Beispielen aus und beziehen sich Mitglieder in ihrer Arbeit sogar explizit auf Hellinger, wird das auch toleriert: «Weder Aufstellungen als solche noch der Hinweis, dass man sich in der eigenen Entwicklung unter anderem an Konzepten von Hellinger mitorientiert habe oder *noch orientiere* (Hervorhebung von der Autorin), begründen für die DGSF zwangsläufig, dass sie sich von einem Mitgliedsinstitut trennen muss», sagt Schweitzer. Man suche gegenüber der Aufstellerszene «nicht den Ausschluss, sondern den kritischen Dialog». Das bedeutet aber praktisch: Geht man als Patient heute zu einem DGSF-Therapeuten, könnte es sein, dass dieser nach Hellinger arbeitet – also nach einer wissenschaftlich in keiner Weise fundierten Methode. Schweitzer beruhigt aber: Sollte die DGSF Hinweise bekommen, «dass DGSF-zertifizierte Therapeuten in Familienaufstellungen Klienten abwerten, in Sackgassen treiben oder mit apokalyptischen Prognosen entmutigen, wird sie dem nachgehen», was zum Verlust der Zertifizierung führen kann.

Damit überlässt die DGSF ihre Qualitätssicherung praktisch dem einzelnen betroffenen Patienten, nach dem Motto «Sie können sich ja hinterher beschweren». Erfahrungsgemäß melden sich aber Geschädigte, ob von Pseudo- oder echten Psychotherapien, sehr selten bei Berufsverbänden, weil die Scham zu groß ist. Dazu müsste der Einzelne ja auch zuvor überhaupt erkennen, dass die Familienaufstellung die Ursache ist, dass es ihm schlechtergeht. Dann müsste er noch wissen, dass es die DGSF gibt, herausfinden, wie sie zu erreichen ist, anrufen oder einen Brief schreiben, seine Probleme schildern und die

Auseinandersetzung mit dem Therapeuten durchstehen. Welcher verstörte Patient soll das leisten? Und: Der Schaden ist dann bereits eingetreten, dem Betroffenen wurde durch die Methode Leid zugefügt.

Warum interessieren sich ausgebildete Psychotherapeuten überhaupt für Hellingers wirre Lehre? Weil auch Therapeuten nur Menschen sind, sagt Familientherapeut Haas. Auch unter ihnen gebe es Frustrierte, die innerlich ihre Klienten verfluchen, wenn diese nicht so mitmachen wie erwünscht: «Hellinger fasziniert, weil er heimliche Aggressionsgelüste auslebt. Die Therapeuten wollen selbst gern so mit ihren Klienten umspringen, sie haben es nur nie gewagt. Nun erhalten sie einen Freibrief.» Und natürlich spielten auch finanzielle Interessen eine Rolle, denn mit Familienaufstellungen kann man gutes Geld verdienen. «Deshalb konstruiert der Therapeut dann für sich Gründe, die den Einsatz der Methode moralisch rechtfertigen.»

Für den Patienten und für den Ruf der systemischen Therapie ist diese Verquickung fatal. Denn wie soll ein Ratsuchender nun unterscheiden, wann sich hinter der Bezeichnung «systemisch» die seriöse Therapie und wann Hellingers Irrlehre verbirgt? Die DGSF und die Systemische Gesellschaft werden hier eindeutig Stellung beziehen müssen. Wenn sie den Familienaufstellern dauerhaft eine Heimat geben, gefährden sie ernsthaft die gerade errungene wissenschaftliche Anerkennung ihrer Therapieform. Diese wäre dann nicht mehr zu rechtfertigen, denn die Familienaufstellung ist weder wissenschaftlich, noch ist ihre Wirkung nachgewiesen. Wollen die Fachverbände einzelne Elemente der Technik übernehmen (die Hellinger letztlich auch nur von anderen übernommen und neu kombiniert hat), so müssten sie mindestens verlangen, dass sich die Anwender deutlich von Hellinger distanzieren. Für eine wirklich neue Aufstellungstechnik müssten sie zudem dringend eine andere, unbelastete Bezeichnung wählen. Denn die Marke «Familienaufstellung» bleibt untrennbar mit Hellinger und seinem demütigenden Umgang mit Patienten verbunden. Auch der Begriff «Systemaufstellungen» ist verbrannt, denn die hellingerfreundliche Deutsche Gesellschaft für Systemaufstellungen führt ihn sogar im Titel.

Gelänge es den systemischen Therapeuten, eine wirklich neue Form der räumlichen Veranschaulichung von Familienstrukturen zu entwickeln, etwa durch eine Weiterentwicklung ihrer eigenen Techniken und ohne jedes übersinnliche Element, so wäre dies für Patienten ein echter Gewinn. Denn unbestritten haben viele Menschen ein Interesse daran, ihre Familienbeziehungen auf diese Weise zu klären. Ihnen könnte dann die Systemische Therapie eine echte, seriöse Alternative zu Aufstellungen nach Hellinger anbieten. Bisher aber sind beide Szenen und die Begrifflichkeiten noch zu sehr vermischt, als dass man von einer wirklich neuen Technik sprechen kann.

Das Wichtigste bleibt: Ein Patient, der zu einem systemischen Therapeuten geht, muss sicher sein können, dort eine gute, wissenschaftliche fundierte Behandlung zu erhalten und weder mit Hellinger, dem wissenden Feld noch sonstigen mystischen Analysen verwirrt zu werden.

Alternativen: Ohne wissendes Feld Familienbeziehungen klären

Eine Übersicht über alle empfehlenswerten Psychotherapien finden Sie am Ende dieses Buches. Weil die Familienaufstellung so populär ist, soll aber an dieser Stelle schon darauf hingewiesen werden: Es gibt schon jetzt viele seriöse Methoden, mit denen Sie die Beziehungen in Ihrer Familie, auch zu vorigen Generationen, erforschen und bearbeiten können.

Die **Familienskulptur nach Satir** ist der Familienaufstellung äußerlich sehr ähnlich – und wurde lange vor der Hellinger-Methode entwickelt. Ein Familienmitglied ordnet die anderen (echten) Familienmitglieder im Raum. So sollen Beziehungsmuster anschaulich werden. Im Unterschied zum Hellinger-Stellen unternehmen aber alle Familienmitglieder zusammen die Veränderung oder sie vergleichen ihre Anordnungen. Eine Skulptur mit kleinen Figuren ist das Familienbrett.

Ein **Genogramm** ist eine Art ausführlicher Stammbaum: Der Therapeut erfragt alle wichtigen Daten in der Geschichte der Familie und hält sie graphisch fest. Dadurch sollen Ereignisse in den Blickpunkt rücken, deren Bedeutung die Familie vielleicht bislang unterschätzt hat.

Die **narrative Therapie** untersucht, welche Geschichten eine Familie über sich erzählt und welche Wertvorstellungen damit transportiert werden («Ein Schulze weint nicht!»). Durch die Bewusstmachung kann der Klient prüfen, ob diese Werte ihm persönlich entsprechen oder ob er sich davon emanzipieren möchte.

Alle Methoden werden in der Regel als Teil einer Familientherapie eingesetzt. In einem Gespräch mit einem niedergelassenen Therapeuten können Sie herausfinden, welche Methode für Sie passt und ob eine Einzelanwendung sinnvoll ist. Schwere Familienprobleme sollten Sie nur im Rahmen einer Familientherapie bearbeiten. Diese dauert in der Regel zehn bis 15 Stunden, verteilt über mehrere Monate.

Die gesetzlichen Krankenkassen zahlen keine explizite Familientherapie, aber Sitzungen für Familien im Rahmen einer Einzeltherapie. Dafür muss der Therapeut eine Kassenzulassung für Psychoanalyse, Verhaltenstherapie oder tiefenpsychologische Therapie haben. Die systemische Familientherapie wird nur manchmal bezahlt. Zuweilen übernehmen auch die Jugendämter auf Antrag die Kosten. Eine Stunde kostet 60 bis 90 Euro.

Bei aktuellen Problemen mit Kindern sind die Erziehungsberatungsstellen eine gute Adresse. Hier bekommen Sie kostenlos Rat und Hilfe und können auch klären, ob eine weiterführende Therapie sinnvoll ist.

Ich möchte aber dennoch eine Aufstellung machen. Wie erkenne ich die weniger riskanten Angebote?

Für den psychologisch nicht vorgebildeten Ratsuchenden ist es schwer zu unterscheiden, welches Angebot einigermaßen harmlos ist und welches gefährliche Elemente von Hellinger enthält. Ob eine Aufstellung überhaupt viel nutzt (wenn sie nicht schadet), ist eine andere Frage. Grundsätzlich kann man sagen: Die Distanzierung des Anbieters von der Person Hellinger reicht allein nicht aus, denn diese kann auch rein taktisch begründet sein. Es gibt Berichte über Fälle, in denen sich Anbieter zwar von Hellinger distanzieren, trotzdem aber etwa Teilnehmer vor anderen knien lassen.

Mehrere Fragen können helfen, ein Angebot zu beurteilen:
1. Spielen ein «wissendes Feld», eine «Familienseele» oder andere mystische, «wundersame» oder «scheinbar unerklärliche» Elemente eine Rolle?
2. Werden die Wahrnehmungen der Stellvertreter als die der wahren Familienmitglieder ausgegeben?

3. Wird von einer «Ordnung» für die Familie oder von «Verstrickungen» gesprochen?
4. Wird suggeriert, dass Ereignisse in der Familiengeschichte direkt unser eigenes Schicksal bestimmen?
5. Wird behauptet, dass körperliche Krankheiten oder Unfälle von der Familiengeschichte verursacht oder auch nur beeinflusst werden?
6. Wird eine schnelle Lösung von Problemen versprochen?

Wenn nur einer dieser Punkte zutrifft, ist von der Aufstellung dringend abzuraten. Das Angebot ist dann von der Lehre Hellingers zumindest beeinflusst. Der Teilnehmer läuft entsprechend Gefahr, beschuldigt und zu fertigen Lösungen gedrängt zu werden.

Bleibt die Aufstellung im Hier und Jetzt und ist klar, dass die Stellvertreter sich auch irren können, ist das Risiko geringer. Im Grunde handelt es sich dann aber auch nicht mehr um eine Aufstellung, sondern eher um eine Form der Familienskulptur nach Satir.

Wenn Sie unbedingt eine Familienaufstellung ausprobieren möchten, sollten Sie daher diese Fragen prüfen, bevor Sie sich für das Angebot entscheiden. Sie sollten zudem unbedingt einen Anbieter wählen, der zugleich Psychotherapeut oder systemischer Familientherapeut ist. Dieser ist zumindest auch den ethischen Richtlinien seines Berufsstandes verpflichtet. Sollten im Anschluss Probleme auftreten, können Sie sich bei der Landespsychotherapeutenkammer oder der jeweiligen Fachgesellschaft beschweren.

Am sichersten ist, überhaupt keine Familienaufstellung zu besuchen.

THE SECRET: Das Gesetz der Anziehung

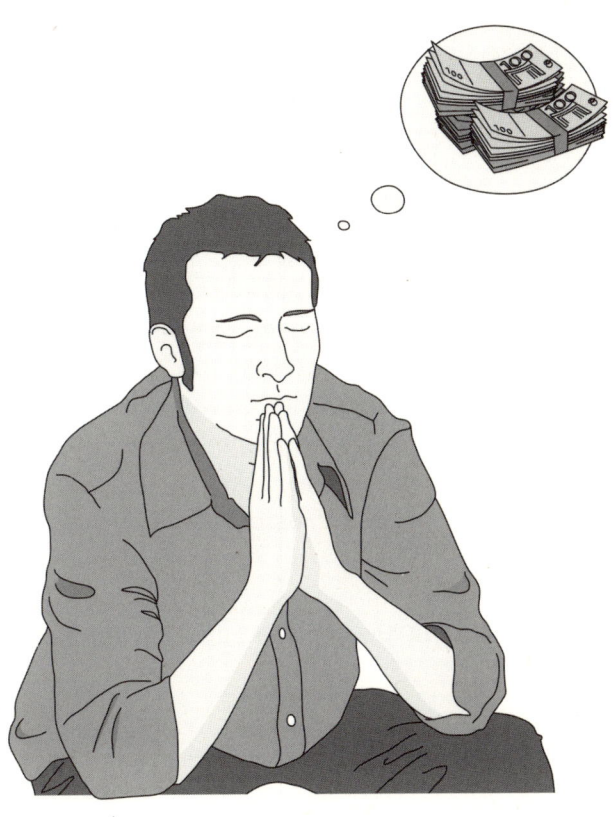

Liebes Universum!
Ich hätte gern einen Freund. Er soll groß sein, nicht unter
1,80, dunkle Haare haben und einen interessanten Beruf.

Am liebsten Architekt oder Arzt. Er soll Kinder mögen, Humor haben, vielseitig interessiert und finanziell gut gestellt sein. Außerdem wünsche ich mir noch einen neuen Job, denn der alte langweilt mich ziemlich. Ich stelle mir vor, dass ich eine Leitungsposition bekomme. Ich verdiene dann natürlich auch mehr als jetzt. Ich möchte auch besser schlafen und zehn Kilo abnehmen. Ich habe mir sogar schon eine neue Jeans in Größe 38 gekauft, die ich dann anziehen kann. Ach ja: Und meine nörgelige alte Nachbarin soll ausziehen. Stattdessen soll dort eine Frau in meinem Alter einziehen, mit der ich mich dann super verstehe.

Im Voraus vielen Dank und viele Grüße ...

So könnte die «Bestellung» aussehen, die eine betrübte Mittdreißigerin beim Universum aufgibt. Ein Buch mit dem Namen *The Secret* (deutsch: das Geheimnis) verspricht ihr, dass sie dadurch alles Gewünschte bekommen wird. Wer daran wirklich glaubt, warnen Experten, entfremdet sich schnell der realen Welt – und riskiert, für Schicksalsschläge auch noch beschuldigt zu werden.

Ursprung: Alte Weisheiten von Shakespeare und Beethoven?

The Secret wurde 2004 von der australischen TV-Produzentin Rhonda Byrne «entdeckt». Byrne befand sich damals selbst in einer persönlichen Krise: «Ich hatte mich bis zur Erschöpfung überarbeitet, mein Vater war plötzlich gestorben, und meine Beziehungen zu Arbeitskollegen und geliebten Menschen waren in Aufruhr.» Rettung fand Byrne in dem hundert Jahre alten Buch «The Science of

Getting Rich» («Die Wissenschaft, reich zu werden»). Es berichtet über ein Geheimnis, das angeblich in allen großen Religionen überliefert ist und das viele bedeutende Menschen wie Shakespeare, Beethoven oder Einstein gekannt haben sollen: Alles, was uns zustößt, verursachen wir angeblich unbewusst selbst. Unsere Gedanken haben eine magnetische Frequenz und ziehen Dinge und Ereignisse mit derselben Frequenz an. Wünsche lassen sich nach diesem «Gesetz der Anziehung» allein dadurch erfüllen, dass man sie beim Universum gedanklich in Auftrag gibt. Byrne interviewte 55 spirituelle «Lehrer» in den USA zu dem Thema und verarbeitete die Interviews erst zu einem Film mit dem Titel *The Secret*, später zu einem gleichnamigen Buch. Die deutsche Übersetzung erschien im April 2007 und stand mit über 700 000 verkauften Exemplaren über ein Jahr lang auf den Bestsellerlisten. Äußerlich passt das Buch eher in Harry Potters Schulranzen als in die Sachbuchabteilung: Mit nachgemachtem vergilbtem Papier, rotem Siegel und geheimnisvollen Zeichen soll es eine magische Wirkung suggerieren.

Methode: Ereignisse wie aus dem Katalog bestellen

Wer *The Secret* anwenden möchte, soll sich zuerst darüber klarwerden, was er wirklich möchte, beispielsweise den «idealen Lebenspartner», ein neues Haus oder dass sein hyperaktiver Fünfjähriger ruhiger werden möge. Dabei braucht man durchaus nicht bescheiden zu sein: «Das Geheimnis kann Ihnen geben, was immer Sie wollen.» Praktisch könne es aber helfen, mit kleinen Bitten zu beginnen, etwa an einem bestimmten Tag eine Tasse Kaffee «anzuziehen» (was vermutlich in Erfüllung geht, weil einem ja relativ oft Kaffee angeboten wird). Anschließend richtet der Ratsuchende diese Bitte als regelrechte Bestellung an das Universum – schriftlich oder nur in Gedanken. Einmaliges Wünschen genüge: «Es ist genau, wie wenn Sie eine Bestellung aus einem Katalog aufgeben. Sie bestellen alles nur einmal», sagt Byrne. Im zweiten Schritt soll man fest daran glauben, dass man das Gewünschte erhalten wird. Mehr noch: «Sie müssen glauben, dass Sie es bereits haben.» Am besten treffe man schon praktische Vorbereitungen, kaufe etwa Möbel für das neue Haus. Nach dem Gesetz der Anziehung gerate dadurch das Universum derart in Schwingung, dass es dem Besteller das Gewünschte liefert.

Als «Beweis» führt Byrne zahlreiche Erfolgsgeschichten an und Aussagen berühmter Personen wie etwa Winston Churchills – «Sie erschaffen mit der Zeit Ihr eigenes Universum» – und Bibelzitate: «Alles, worum ihr betet und bittet – glaubt nur, dass ihr es schon erhalten habt, dann wird es euch zuteil.» Byrne behauptet, dass das Geheimnis schon seit Jahrtausenden bekannt ist – aber immer nur einer kleinen Gruppe von Auserwählten. Schon auf einer Smaragdtafel von 3000 vor Christus stehe: «Wie oben, so unten. Wie innen, so außen.» Der sagenhafte Reichtum der Babylonier etwa sei nur möglich gewesen durch das Gesetz der Anziehung. Selbst soziale Ungleichheit, zitiert sie den «Philosophen» und Geschäftsmann Bob Proctor, sei nur darauf zurückzuführen: «Warum, meinen Sie, verdient ein Prozent der Bevölkerung rund sechsundneunzig Prozent des Geldes? (...) Es ist so eingerichtet.»

Der Haken an der Sache ist: Das Gesetz, behauptet Byrne, funktioniert fortwährend («Es gibt keine Stopp-Taste») und auch unbewusst und ohne förmliche Bestellung. Vor allem aber ignoriert es, obwohl unfehlbar, das Wort «nicht»: Wenn jemand also etwas *nicht* möchte, hört das Universum, dass er es möchte. Fürchte man sich vor etwas, ziehe man es dadurch gerade an. Aus «Ich will keinen Schnupfen bekommen» macht das Universum also: «Ich will einen Schnupfen und noch mehr bekommen.» Diese Logik bezieht Byrne nicht nur auf Schnupfen, sondern auf alles – also auch auf schwere Krankheiten, Armut und Unfälle. Alles habe man selbst durch unbewusste Gedanken, Erwartungen und Ängste verursacht: «Ihr Leben, wie es jetzt gerade ist, ist eine Widerspiegelung Ihrer Gedanken von früher.» Und was wir jetzt denken, bestimme, was uns morgen passiert: «Sie kreieren mit Ihren Gedanken Ihr Dasein!»

Der von Byrne zitierte promovierte Metaphysiker und «Marketingspezialist» Joe Vitale räumt ein, dass eine solche Theorie bei Menschen, die Schicksalsschläge erlitten haben, Widerspruch provoziert: «Ich weiß, dass Sie dies im ersten Moment gar nicht gern hören. (...) Aber hier stehe ich und sage Ihnen ins Gesicht: Doch. Sie haben es angezogen. Das ist eine der schwierigsten Lektionen, doch wenn Sie es akzeptiert haben, wird es Ihr Leben verändern.» Byrne tröstet, dass man es ja damals nicht besser gewusst habe: «Es passierte einfach aufgrund eines Mangels an Bewusstsein um die große schöpferische Kraft unserer Gedanken.»

Nochmal: Wer also von einem Betrunkenen auf der Straße angefahren wird und infolgedessen querschnittsgelähmt ist, hat dieses durch unbewusste Gedanken selbst zu verantworten (wusste es aber nicht besser). Wessen Kind an Leukämie stirbt, der hat dies angeblich durch zu viel Angst vor Krankheiten selbst heraufbeschworen. Denn wer besorgt ist, bringe dadurch unweigerlich noch mehr Sorgen in sein Leben. Byrne empfiehlt daher beispielsweise, keine 60 Kerzen auf den Geburtstagskuchen zu stellen, «wenn Sie nicht das Altern heraufbeschwören wollen». Nach dieser Logik haben auch die Opfer des 11. September, Krebskranke oder Lady Di ihr Unglück selbst herbeigedacht.

Weil das Gesetz der Anziehung fortwährend in Aktion ist, sei es auch notwendig, seine Gedanken ständig zu kontrollieren, sagt Vitale: «Wenn Sie dies zum ersten Mal hören, fragen Sie sich vielleicht spontan: ‹Wie, ich soll meine Gedanken überwachen? Das wird aber eine Menge Arbeit.›» Zum Glück verrät Byrne eine «Abkürzung»: Man müsse nur spüren, ob man sich gerade gut oder schlecht fühlt: «Wenn Sie sich schlecht fühlen, dann ist es, weil Sie Gedanken hegen, die verursachen, dass Sie sich schlecht fühlen.»

Das Gesetz der (negativen) Anziehung funktioniert natürlich auch auf gesellschaftlicher Ebene: «Die Antikriegsbewegung erzeugt zusätzlich Krieg. Die Antidrogenkampagne hat in Wirklichkeit zu mehr Drogen geführt», zitiert Byrne einen weiteren «Experten». Sie empfiehlt, die Energie stattdessen auf das positive Gegenteil der Probleme zu lenken: «Konzentrieren Sie sich darauf, dass alle glücklich sind.» Sie habe daher entschieden, auch keine Nachrichten mehr zu sehen und keine Zeitungen zu lesen.

Mittlerweile ist Byrne nicht mehr die Einzige, die behauptet, Wünschen allein könne Probleme lösen. Mehrere deutsche Anbieter vertreten eine ähnliche Technik unter anderen Bezeichnungen wie «Bestellungen beim Universum» oder Wunscherfüllung.

Heilsversprechen: Das Universum macht keine Fehler

The Secret verspricht die garantierte Erfüllung jeden Wunsches: die ersehnte Arbeitsstelle, das Traumauto, die Beförderung, Heilung von chronischen und tödlichen Krankheiten, Reichtum «bis hin zu zehn Millionen Dollar», aber auch kleine Dinge wie etwa einen Parkplatz in der Innenstadt. Irrtümer des Universums oder bloße Zufälle gebe es nicht, sagt Byrne: «Das Gesetz ist absolut präzise, es macht keine Fehler.»

Zu Krankheiten sagt Byrne explizit: «Nichts ist unheilbar» und «Liebe und Dankbarkeit können jede Krankheit auflösen». Proctor meint: «In einem emotionell gesunden Körper kann Krankheit nicht sein.» Dazu wird von einer Frau berichtet, die allein durch Denken ihren Brustkrebs besiegte (und offenbar eine Chemotherapie ablehnte). Ja, sogar der Alterungsprozess lasse sich durch Denken aufhalten: «Sie können sich zu einem Zustand vollkommener Gesundheit denken, zu einem perfekten Körper, zu Ihrem Optimalgewicht und zu ewiger Jugend.» Auch psychische Verletzungen wie Missbrauch solle man einfach «loslassen».

Weil negative Gespräche das Schicksal anzögen, solle man Menschen, die über ihre Krankheit reden, nicht zuhören. «Falls Sie dem Kranken wirklich helfen wollen, dann wechseln Sie das Thema, wenn Sie können, und wenden sich guten Dingen zu oder gehen Sie Ihrer Wege.» Will heißen: Lassen Sie den Kranken in seinem Kummer allein, denn er hat ihn ja selbst verursacht.

Aber was ist, wenn eine Bestellung wider Erwarten doch nicht erfüllt wird? Laut Byrne liegt das dann daran, dass der Betroffene unbewusst doch Zweifel gehegt habe: «Jeder ist selbst dafür verantwortlich, die Erfüllung seiner

Wünsche anzuziehen.» Wenn also der Krebs metastasiert und der Mensch stirbt, hat er nicht fest genug an seine Heilung geglaubt. Das gelte auch für Armut, behauptet der zitierte Meditationslehrer Michael Bernard Beckwith: «Wenn Sie irgendeinen Mangel leiden, wenn Sie Opfer von Armut oder Krankheit sind, so ist dies, weil Sie Ihre eigene Macht nicht glauben oder verstehen.»

Ausbildung, Kosten und Dauer: Wünschen als Lebensprinzip

Byrne und die Mehrzahl der im Buch zitierten «Lehrer» haben keinerlei psychologische oder therapeutische Ausbildung, sondern sind Unternehmer, Marketingberater, Feng-Shui-Meister oder schlicht «spirituelle Künder». *The Secret* soll jeder selbst zu Hause anwenden können, mittlerweile werden aber erste Seminare und Einzelcoachings von Heilpraktikern angeboten. Kosten: 399 Euro für vier Stunden Coaching. Eine Arzthelferin und ein «Baubiologe und Rutengänger» aus Heidelberg haben sogar einen Online-Kurs entwickelt, nachdem sie festgestellt haben: «Das Problem an *The Secret* ist: Bei 80 Prozent der Leser funktioniert es nicht dauerhaft.» Dies liege aber nicht daran, dass die Technik Humbug ist, sondern daran, dass man «immer wieder in Automatismen» zurückfalle. Abhilfe soll der Online-Kurs in 30 Tagen für 30 Euro schaffen. Er beinhaltet auch eine persönliche Betreuung per E-Mail bei «intimen/persönlichen Dingen». Nach dem «Grundkurs» gibt es «Aufbaukurse» zu den Themen «Geld/Karriere», «Liebe/Beziehung» und «Gesundheit/Wohlbefinden». Manchmal wird *The Secret* auch kombiniert mit dem ebenfalls umstrittenen «Neurolinguistischen Programmieren» (NLP).

Byrne betrachtet ihre Methode nicht als einmalige Therapie, sondern als dauerhaftes Lebensprinzip. Der Mensch soll ständig kontrollieren, was er gerade denkt, damit er nicht unbewusst ein Unglück heraufbeschwört, denn «auch unkontrollierte Gedanken erschaffen Wirklichkeit».

Wissenschaftliche Erklärung: Erfolg durch die Selffulfilling Prophecy

«Niemand kann allein durch Gedanken eine Wirkung außerhalb seines eigenen Körpers hervorrufen», sagt Martin Lambeck, Professor für Physik an der Technischen Universität Berlin. «Wenn Wünsche eine magnetische Wirkung hätten, müsste man diese messen können. Das ist aber noch nie gelungen.» Auch scheuen die Universum-Gläubigen sich regelmäßig, ihre Theorie praktisch und nachweisbar vorzuführen. «Berichte über angebliche Erfolge sind wissenschaftlich noch kein Beweis, dass das Ereignis wirklich durch Gedanken verursacht wurde.»

Der Münsteraner Psychologie-Professor Wolfgang Hell hat eine ganz andere Erklärung für das Phänomen, dass positive und negative Erwartungen manchmal eintreffen: «Das ist das Prinzip der Selffulfilling Prophecy, der sich selbst erfüllenden Prophezeiung.» Der Betroffene glaubt, dass er sein Ziel, etwa eine Partnerin zu finden, erreichen kann. Dadurch mobilisiert er Kräfte und Fähigkeiten und wird aktiv. Er kauft sich neue Kleidung, geht häufiger auf Partys, belegt einen Sportkurs, geht offener auf Frauen zu. «Diese Haltung wirkt attraktiv – und deshalb klappt es schließlich mit der Liebe. Mit Geheimnis oder Gedankenwirkung hat das nichts zu tun.»

Hell wirft Byrne vor, psychologische Erkenntnisse verdreht oder übersteigert darzustellen und Fachausdrücke bewusst falsch zu verstehen. Beispielsweise die Aussage der Kognitionspsychologie, dass sich jeder seine Welt selbst im Kopf erschafft. «Damit ist nur gemeint, dass ein hoffnungsvoller Mensch dieselbe Realität positiver wahrnimmt als ein besorgter. Die Realität verändert sich dadurch nicht, vielleicht handelt die Person aber anders.»

Seelisches Risiko: Jeder ist seines Unglückes Schmied

Aber wenn der Betroffene sein Ziel doch erreicht, ist es dann nicht gleichgültig, wenn er dazu an die Macht bloßer Gedanken glaubt? «Im günstigsten Fall gibt es einen kleinen positiven Effekt, wenn jemand das Buch als Anstoß nimmt, tatsächlich aktiv zu werden», sagt Hell, «dazu bedarf es aber nicht dieses Buches.» Gefährlich sei, dass Byrne Betroffene auch für negative Ereignisse verantwortlich macht: «Hier werden Menschen, die ohnehin mit Schicksalsschlägen zu kämpfen haben, zusätzlich mit Schuld belastet und verhöhnt.» Das ist nicht nur menschlich zynisch und beleidigend. Es kann auch psychisch ernste Folgen haben, denn bei Suizidtendenzen spielen Schuldgefühle und Selbstzweifel oft eine entscheidende Rolle. «Tatsächlich ist man nicht für alles im Leben selbst verantwortlich», sagt Hell, «Zufall und Pech gehören dazu.»

Die «Experten», die in *The Secret* zu Wort kommen, scheuen aber nicht davor zurück, sogar Opfer von Katastrophen und Kriegen indirekt anzuklagen. Bob Proctor etwa wurde in der US-Fernsehsendung «Nightline» gefragt, ob die verhungernden Kinder der sudanesischen Krisenregion Darfur sich ihr Verhungern vorgestellt (und es damit angezogen) haben. Seine Antwort: «Ich denke, das Land hat das wahrscheinlich.» Er wisse zwar auch nicht, wie er die Situation jetzt für ein betroffenes Kind verändern könne, «aber wenn die Führer der Welt ihr Denken ändern würden, hätten wir keine Darfurs mehr». Die Interviewerin hakt nach: «Aber Ihr Buch sagt doch, dass Einzelne ihre Realität ändern können. Wie kann das Kind in Darfur etwas zu essen auf seinen Tisch bringen?» Proctor weicht aus: «Das Kind in Darfur weiß wahrscheinlich gar nichts über das Denken.» – «Aber wenn Sie nun die Gelegenheit hätten, mit einem Teenager in Darfur zu sprechen. Dann könnten Sie ihm doch beibringen...» Proctor unterbricht sie: «Absolut, absolut.» Dann schweift er aber zu ganz anderen Beispielen ab, und von den verhungernden Kindern in Darfur ist nicht mehr die Rede.

Aber selbst wenn man im positiven Bereich von *The Secret* bleibt: Schon die Aufforderung, ständig seine Gedanken zu kontrollieren, kann Menschen sehr belasten, warnt Hell. Natürlich gebe es Betroffene, die zu viel grübeln und sich dadurch selbst Probleme schaffen. «Aber das kann man ja nicht einfach abstellen. Und seine Gedanken permanent unter Kontrolle zu halten, ist psychisch schlicht unmöglich.»

In Internetforen berichten Betroffene in der Tat von Schwierigkeiten beim *The Secret*-gerechten Denken: «Man kommt ja aus dem Denken gar nicht mehr heraus! Zumindest am Anfang, wo ich jetzt stehe. Vielleicht wird es ja besser, wenn man es mit der Zeit verinnerlicht hat... Oje, das ‹vielleicht› ist schon wieder zu viel des Zweifels.»

In den USA, wo *The Secret* bekannter ist und wo Rhonda Byrne in großen Talkshows auftrat, gibt es bereits

Geschädigte. Die Los Angeles Times berichtet von Patienten, die psychotherapeutische Hilfe brauchen, weil sie sich immer mehr in eine Traumwelt hineinsteigern. Andere kaufen sich teure Konsumgüter, im Glauben, sie würden in Kürze viel Geld erhalten.

Psychologe Hell rät, die Lösung von Problemen nicht bei einer höheren Macht, sondern ganz irdisch zu suchen: «Anstatt mit dem Universum sollte man besser mit anderen Menschen sprechen. Wer niemanden hat, dem kann eine Beratungsstelle, ein Arzt oder vielleicht auch ein Pfarrer helfen.» Vor allem gelte: «Wünschen allein reicht nicht, um etwas zu verändern. Sie müssen auch handeln.»

HOFFMAN-QUADRINITY-PROZESS

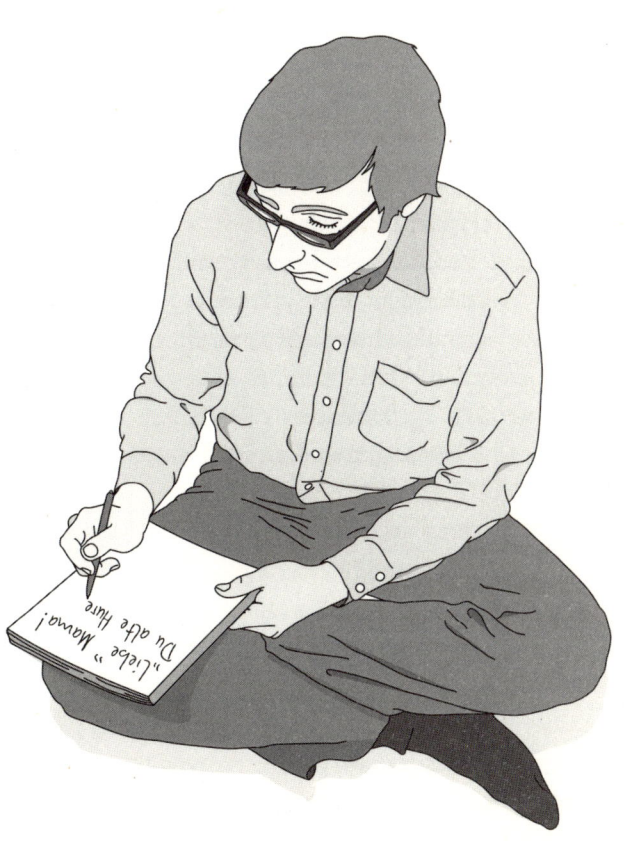

«Mutter, ich wünsche, dich meinen Hass spüren zu lassen. (…) Du kannst mich mal! Ich hasse das Du in mir. (…) Ich möchte, dass du in meiner Kotze ersäufst. Dreimal hintereinander ohne jede Hilfe. (...) Leck mich am Arsch, Mutter! (...) Ich verfluche dich, ich verfluche dich, ich verfluche dich! (...) Du hast mich belogen, was die Liebe, was Beziehungen und Menschen angeht. Du hast mich eingeschüchtert und mich mit Doppelbotschaften in ein scheißiges, kleines, verängstigtes, verschwommenes Halbmännchen verwandelt, eine halbe Portion wie du.»

Diese Zeilen sind wirklich so geschrieben worden und dokumentiert in dem Buch «Entfaltung der Liebe» von Bob Hoffman. Der Schreiber, der sich hier selbst «scheißiges Halbmännchen» nennt, war Teilnehmer an einer Methode, die verspricht, in acht Tagen belastende oder gar traumatische Kindheitserfahrungen aufarbeiten zu können: der Hoffman-Quadrinity-Prozess. Den «Absolventen» dieser Technik wird unter anderem ein «anderes Leben» angekündigt. Dafür nehmen Betroffene in Kauf, in kurzer Zeit tiefe Verletzungen aufzureißen und sich von den Anbietern beleidigen und zurechtweisen zu lassen.

Ursprung: Ein Schneider als Psychotherapeut

Der Hoffman-Quadrinity-Prozess wurde 1967 von dem US-Amerikaner Bob Hoffman erfunden, der eigentlich Schneider war. Der Name Quadrinity (Vierheit) leitet sich aus den vier Aspekten ab, die im Prozess bearbeitet werden sollen: Körper, «Erwachsenen-Intellekt», «emotionales Kind» und «spirituelles Selbst», eine Art Super-Ich. Der Prozess erstreckte sich ursprünglich über 13 Wochen mit einer wöchentlichen Gruppensitzung von vier oder fünf Stunden und Einzelsitzungen. 1985 wandelte Hoffman das Programm um in einen achttägigen Kompaktkurs. Der erste Quadrinity-Prozess in Deutschland fand 1986 statt, heute wird die Methode in 22 Ländern angeboten. In Deutschland haben zwei Anbieter die Lizenz: das Hoffman-Institut in Düsseldorf und das Quadrinity-PTI-Institut in Berlin. Das Vorwort zur deutschen Ausgabe von Hoffmans Buch «Entfaltung der Liebe» hat Ruediger Dahlke geschrieben, prominenter Vertreter der ebenfalls gefährlichen Reinkarnationsbehandlung. Neuerdings wird der Quadrinity-Prozess auch als Training für Führungskräfte beworben.

Methode: Durch «scharfe Worte» alte Muster enttarnen?

Hoffman geht davon aus, dass die Mehrheit der Menschen von ihren Eltern keine bedingungslose Liebe erfahren hat, sondern nur eine «negative Liebe» – diesen Begriff hat er sich sogar schützen lassen. Negative Liebe zeige sich beispielsweise in Vernachlässigung, mangelndem Mitgefühl und Lob, Vermeidung von Gefühlen und Nähe, eiserner Disziplin, aber auch einem «laschen Erziehungsstil».

Die Kinder kopierten zwangsläufig dieses Verhalten ihrer Eltern, auch als spätere Erwachsene noch. Mögliche Folgen seien Beziehungsprobleme, Suchtverhalten, Depressionen, ein Gefühl der Sinnlosigkeit. Oder auch eine «Pseudo-Homosexualität» bei Menschen, die eigentlich heterosexuell seien – wobei Hoffman einräumt, dass es auch «wirkliche» Homosexualität gebe.

Ziel des Quadrinity-Prozesses ist es, sich die Verletzungen durch die Eltern bewusst zu machen und damals verdrängte Gefühle nachzuholen. Das ermögliche es, den Eltern zu vergeben und sich von ihnen zu lösen. Nach Ansicht von Dahlke müsste eigentlich jeder den Quadrinity-Prozess einmal absolvieren: «Glaube niemand, er habe keine Elternprobleme und deshalb den Prozess nicht nötig.»

Der Prozess findet in einem Tagungshaus oder Hotel statt und dauert acht Tage mit je 12, 14 Stunden Programm. Nach Berichten von Teilnehmern wird von morgens bis oft zwei Uhr nachts gearbeitet, sodass kaum fünf Stunden Schlaf bleiben. Die genauen Methoden werden vorher nicht verraten, «um die therapeutische Wirksamkeit der Überraschungselemente zu erhalten», sagt Christiane Windhausen, langjährige Geschäftsführerin und Trainerin des Hoffman-Quadrinity-Institutes (heute Hoffman-Institut) in Düsseldorf (die dort mittlerweile aber laut Website nicht mehr tätig ist). An dieses Geheimnisgebot halten sich auch ehemalige Teilnehmer in ihren Berichten.

Die Gruppengröße reicht bis 20 Personen (in Berlin nur 16). Am ersten Tag sollen die Teilnehmer vor der Gruppe ihre Probleme benennen – möglichst «aufrichtig»: «Wenn sich die Betroffenen zu sehr etwas vormachen, müssen die Trainer auch mal deutlich werden», sagt Windhausen, die auch Diplompsychologin ist. Eine Teilnehmerin berichtet, dass die «unerbittlichen» Lehrer «mit scharfen Blicken und Worten unsere Muster enttarnen». Auch in Hoffmans Buch ist von «Strenge» die Rede: «Die Therapeuten und ihr Konzept waren so hart, dass sie wenig durchgehen ließen», berichtet Dahlke (andererseits seien sie aber auch weich gewesen). Hoffman gibt seinen Teilnehmern Bezeichnungen wie «Zombie» (jemand, der «emotional leblos» sei) oder «Scheinheilige» (eine, die sich spirituell gebe, «um ihre Neurose zu verdecken»).

Der zweite und dritte Tag dient dazu, sich in die eigene Kindheit zurückzuversetzen. In «Wutsitzungen» sollen die verdrängten kindlichen Gefühle nacherlebt und ausgedrückt werden. Dazu schlagen die Teilnehmer unter anderem in der Runde mit Stöcken auf Kissen ein und schreiben stundenlang Hass-Briefe an ihre Eltern. Dabei scheint zumindest in der US-amerikanischen Variante zu gelten: je vulgärer, desto besser. In allen Beispielen, die Hoffman aufführt, steigern sich die Teilnehmer in immer unflätigere Flüche und Schimpfworte hinein, mit denen sie ihre Eltern belegen: «Hure, du Hexe», «du Nutte», «du Hurenbock», «autoritäres Schwein», «du scheinheiliger Wichser», «du kotzt mich an». Ein Teilnehmer, der seine siebenjährige Stieftochter vergewaltigt hatte, berichtet, wie er «ausrastet» und auf das Kissen einschlägt, «bis ich nicht mehr konnte».

Am vierten Tag schwenkt die Stimmung um 180 Grad. Die Teilnehmer verfassen einen schriftlichen Dialog mit ihren Eltern, als diese selbst Kind waren. Dieser Perspektivwechsel soll es ermöglichen, das Verhalten der Eltern zu verstehen, weil diese selbst nur Opfer ihrer Eltern waren. «Nachdem Wut und Ärger ausgedrückt worden sind, gelingt der Wechsel ins Mitgefühl relativ mühelos», sagt Windhausen – selbst bei schweren Verletzungen wie Missbrauch. Denn, stellt Hoffman klar: «Jeder ist schuldig, keiner ist zu verurteilen.» Zum Vergleich: Seriöse Psychotherapie würde hier differenzieren: Die Eltern haben zwar negative Muster von ihren Eltern übernommen – sie hatten aber dennoch die Wahl, wie sie damit als Erwachsene umgehen, und sind daher auch für ihr Fehlverhalten selbst verantwortlich. Eine Psychotherapie würde auch die Möglichkeit eröffnen, den Eltern zwar nicht zu vergeben, sich aber trotzdem von ihnen zu emanzipieren. Diese Wahl hat der Teilnehmer im Quadrinity-Prozess nicht.

Denn erst die totale Vergebung schafft angeblich die

Voraussetzung dafür, sich am folgenden fünften Tag vom Elternbild zu lösen. Dazu gehen die Teilnehmer unter anderem gemeinsam auf einen nahegelegenen Friedhof und stellen sich dort deren Beerdigung vor. Außerdem führen sie einen Dialog mit ihrem eigenen «inneren emotionalen Kind». Dabei soll das Erwachsenen-Ich das «widerborstige Verhalten» des Kindes «laut und deutlich benennen» und «seinem Zorn Ausdruck verleihen». Dies tun die Teilnehmer dann auch – und verurteilen dadurch indirekt Anteile ihrer eigenen Persönlichkeit: «Du dummer kleiner, weinerlicher Zwerg», «frustrierter Hosenscheißer», «du doofer Balg», «Scheißkerl». Im Gegenzug darf dann das innere Kind das Erwachsenen-Ich genauso beschimpfen, und am Ende schließen beide einen «Waffenstillstand».

«Am sechsten Tag sollen die Teilnehmer die Welt so erleben wie damals, als sie noch Kind waren», sagt Windhausen, «unbekümmert, neugierig, ausgelassen.» Es wird gemeinsam eine Mischung aus Kindergeburtstag und Weihnachten gefeiert mit Geburtstagstisch und Kuchen. Der Nikolaus kommt, verteilt Geschenke und nimmt jeden einmal auf den Schoß.

Der siebte und achte Tag dienen dazu, die vier inneren Aspekte zu integrieren: Dazu feiern alle vier Aspekte eine «innere Hochzeit». Verschiedene Visualisierungsübungen sollen den Teilnehmern helfen, alte Verhaltensweisen im Alltag abzulegen. Sie sollen sich beispielsweise vorstellen, sie werfen die Bezeichnung für ein negatives Gefühl in eine Tüte. Laserstrahlen verwandeln sie dort in Samen, aus denen bunte Blumen wachsen. Oder jemand entziehe ihnen mit einer großen Spritze negative Gefühle und injiziere danach positive.

Das Programm wird ergänzt durch Rituale, zum Beispiel am Lagerfeuer. «Längere Pausen gibt es bewusst nicht, damit alle ganz im Prozess bleiben», sagt Windhausen. Deshalb sollen die Teilnehmer auch während der acht Tage nicht telefonieren oder spazieren gehen. Auch Zigaretten, CDs, Bücher oder Süßigkeiten sind als «Ablenkung» verpönt und werden zu Anfang in eine große Kiste geworfen. Beim Berliner Institut sind nicht einmal Sport, Meditation oder Beten erlaubt: «In diesen acht Tagen widmet sich jeder nur seinem eigenen Leben, in dem er ja schließlich etwas verändern will.»

Überhaupt dürfe der «‹optimale› Prozessteilnehmer» nicht innerlich auf Distanz bleiben, informiert das Berliner Institut: «Es ist von großer Wichtigkeit, sich dem Prozess ganz hinzugeben.» Schon in der Vorab-Info werden Teilnehmer ermutigt, man könnte auch sagen, gedrängt, eigene Bedenken zu ignorieren: «Es kommt zuweilen vor, dass unser Intellekt während des Quadrinity-Prozesses irgendetwas ‹albern›, ‹unnütz› o. Ä. findet und von daher die Legitimation ableitet, an einem bestimmten Therapieschritt nicht mit vollem Einsatz (...) teilnehmen zu brauchen. Dies zu glauben ist aber eine Falle!» Denn dann könne der Teilnehmer «zwanghafte Gefühlsreaktionen und Verhaltensmuster letztlich nicht ablegen». Auf Deutsch: Wenn der Teilnehmer gesund werden will, muss er alles mitmachen, was die Anbieter sagen.

Nach dem Prozess bietet das Düsseldorfer Institut weitere kürzere Seminare zur Auffrischung oder Vertiefung und auch Einzelcoaching an. In «Regio-Gruppen» treffen sich «Absolventen» des Prozesses, «um gemeinsam mit den Prozess-Werkzeugen zu arbeiten und sich gegenseitig bei der Integration der Prozess-Erfahrungen in den Alltag zu unterstützen». Die Gruppen werden geleitet von Tutoren, die ebenfalls vom Institut «ausgebildet» werden. Wer möchte, kann also immer tiefer in den Prozess einsteigen.

METHODE: DURCH «SCHARFE WORTE» ALTE MUSTER ENTTARNEN?

Das Berliner Institut bietet keine weiteren Seminare, aber eine kostenlose Betreuung an (wobei offen bleibt, worin diese besteht), «im Allgemeinen aber werden Sie uns nicht mehr brauchen».

Heilsversprechen: «Es gibt kein wirkungsvolleres Verfahren.»

Der Quadrinity-Prozess wird mal als «Intensiv-Therapie» verkauft, mal als «strukturiertes Entwicklungsprogramm». Hoffman und die Anbieter empfehlen ihn für unterschiedliche Probleme: bei Drogenabhängigkeit, Missbrauchserfahrungen, Essstörungen und Depressionen, psychosomatischen Beschwerden, Diabetes, Krebs oder sogar bei kriminellem Verhalten wie Kindesmissbrauch. Hoffman verspricht in seinem Buch offen Heilung oder zumindest Linderung: «Psychosomatische Störungen werden deutlich abnehmen oder aber ganz verschwinden. Ebenso machen Ihnen gesundheitliche Probleme wie Magersucht, Esssucht, Magengeschwüre, Impotenz, Frigidität, Paranoia und andere Krankheiten nicht länger zu schaffen.» Er wendet sich auch indirekt gegen die klassische Psychotherapie. Diese sei zwar «wertvoll», um dem Betroffenen bei Symptomen «Erleichterung» zu verschaffen. «Oft lässt sie die Menschen jedoch verwirrter und konfliktbeladener zurück als zuvor und kein bisschen liebesfähiger.»

Windhausen sieht in dem Prozess mehr als eine Therapie, «weil er gefühlsmäßig viel tiefer geht». Teilnehmer mit schweren Störungen würden aber nicht angenommen: «Ich wähle sehr genau aus, ob jemand bereit ist für diesen Quantensprung.» In Leserbriefen an *Stern Gesund*

Leben nach Erscheinen eines kritischen Artikels (die den Prozess eigentlich verteidigen sollten) wurde aber deutlich, dass auch Menschen mit gravierenden Problemen wie Missbrauchserfahrungen, Magersucht, Bulimie oder Suizidtendenzen teilgenommen hatten. Eine Teilnehmerin war so krank, dass ihr behandelnder Therapeut ihr eine Einrichtung für chronisch psychisch Kranke empfohlen hatte. Für eine andere war der Prozess nach eigener Aussage die «letzte Chance, um mein eigenes Überleben zu sichern». In der Information für Auszubildende spricht das Institut selbst auch eindeutig von «Klienten mit klinischen Diagnosen». Im «persönlichen Check-up», das als Entscheidungshilfe dienen soll, werden ebenfalls Depressionen und «Abhängigkeit und Sucht» genannt.

Das Berliner Institut behauptet ganz klar: «Der Prozess ist Therapie.» Es wirbt offen auch um solche Teilnehmer, denen es «sehr schlecht» geht und die daher unsicher sind, ob sie den Prozess überhaupt machen sollten: «Sie werden mit neuer Lebensenergie, Kreativität und Freude aus dem Prozess gehen und Ihre Zukunft neu gestalten können.» Nach seiner Kenntnis, verspricht der Leiter Werner Middendorf, gebe es «kein wirkungsvolleres Verfahren, das in so kurzer Zeit eine solche Steigerung und Wandlung des Lebens hervorruft». Ungeeignet sei die Methode nur für Menschen mit schwerer akuter Suchtproblematik, psychotischen Erlebnissen oder manisch-depressiver Diagnose oder mit Herzanfall oder Schlaganfall in der Vergangenheit (vermutlich wegen der extremen Gefühle).

Zwar «ist es nicht so, dass man sagen kann, nach acht Tagen sei alles erledigt. Man muss an seinen Mustern weiterarbeiten». Aber nach etwa einem halben Jahr «ist man aus dem Gröbsten raus», behauptet Middendorf: «Für viele Menschen, auch für mich, gibt es ein Leben vor und ein anderes Leben nach dem Quadrinity-Prozess.» Auch Windhausen meint, dass der Prozess praktisch jedem Teilnehmer helfe: «99 Prozent berichten eine nachhaltige Verbesserung ihrer Lebensqualität.»

Ausbildung: Therapie mit Herzenskraft?

Der Prozess darf ausschließlich von Lizenznehmern des International Hoffman Institute USA angeboten werden. In Deutschland sind das die beiden Institute in Berlin und Düsseldorf. Das Düsseldorfer Institut bildet auch aus. Feste Voraussetzungen gibt es nicht. Die Ausbildung sei zwar in erster Linie eine Fortbildung für psychosoziale Berufe. «Wichtiger ist jedoch eine große Herzenskraft und ein Interesse an anderen Menschen», sagt Windhausen. Als Qualifikation gilt beispielsweise auch Yogalehrer. Die Ausbildung erstreckt sich über zwei bis drei Jahre und besteht im Wesentlichen aus der Teilnahme an 12 bis 18 Prozessen.

Das Düsseldorfer Institut nennt auf seiner Website nur eine Kursleiterin mit einer Ausbildung in Systemischer Familientherapie, andere sind Heilpraktiker, Yogalehrer, einer hat offenbar nicht einmal einen Heilpraktikerschein.

Das Berliner Institut wird geleitet von Dr. Werner Middendorf, einem Facharzt für Psychotherapie, der sich aber ebenfalls negativ über herkömmliche Psychotherapie äußert. In der Psychoanalyse etwa würden «zum Teil nur mäßige Erfolge erzielt (...) wie ich bei mir selbst und bei meinen Kollegen gesehen habe». Daneben gibt es einen weiteren Facharzt für Psychotherapie, eine Psychologin (was allein auch nicht reicht, um zu therapieren) und einen Heilpraktiker. Eine weitere Mitarbeiterin des Institutes nennt sich zwar «Psychotherapeutin», hat laut Lebenslauf aber weder Psychologie noch Medizin studiert und auch keine psychotherapeutische Ausbildung gemacht. Sie verstößt daher mit dieser (geschützten) Berufsbezeichnung gegen das Psychotherapeutengesetz – eine klare Täuschung von Interessenten und ein Fall für die Landespsychotherapeutenkammer.

Der achttägige Kurs kostet 2300 bis 2450 Euro ohne Unterkunft und Verpflegung. Darin eingeschlossen ist beim Düsseldorfer Institut ein «FreshUp»-Kurs innerhalb von sechs Monaten, dessen Besuch «besonders zu empfehlen» sei.

Das Berliner Institut wirbt, die Methode sei «deutlich kostengünstiger als konventionelle Therapien», und stellt dazu sogar eine detaillierte Rechnung auf. Dabei übergeht der Anbieter aber einen für Patienten wichtigen Punkt: Eine konventionelle Therapie wird von der Kasse bezahlt. Für den Patienten ist sie also nicht nur günstiger, sondern sogar kostenfrei. Daher muss schon der finanzielle Verlust, der Patienten durch die Teilnahme am Quadrinity-Prozess entsteht, als Schaden gewertet werden.

Für die Anbieter hingegen ist die Technik bei genügend Teilnehmern praktisch eine Lizenz zum Gelddrucken. 2300 Euro Gebühr macht bei 20 Teilnehmern Einnahmen von 46 000 Euro in acht Tagen. Angenommen, es sind drei Trainer anwesend, so verdient jeder über 15 000 Euro, hat also einen Tagessatz von knapp 2000 Euro. Das ist für den psychosozialen Bereich, in dem die Teilnehmer den Beitrag ja privat aufbringen müssen, absolut unüblich und drastisch überhöht. Zum Vergleich: Eine Woche zum Thema «Burnout» mit ärztlicher Betreuung in einem Sanatorium kostet inklusive Unterkunft und Verpflegung rund 800 Euro.

Seelisches Risiko: «Seitdem suche ich die Spur.»

Das Versprechen, in acht Tagen schwere seelische Verletzungen zu heilen, ist psychologisch nicht erfüllbar, sagt Dr. Michael Utsch, der als Psychologe bei der Evangelischen Zentralstelle für Weltanschauungsfragen in Berlin die Psychoszene beobachtet: «Die Seele braucht genau wie der Körper immer Zeit, um Wunden zu schließen.»

Auch die Devise «je heftiger, desto besser» sei für eine Psychotherapie unseriös. Der Psychologe warnt davor, dass der Quadrinity-Prozess in kurzer Zeit völlig unkontrolliert die schmerzhaftesten Erinnerungen aufreißt. Teilnehmer mit ernsten Problemen oder labiler Psyche seien damit überfordert: «Es besteht die Gefahr einer Retraumatisierung – die schlimmen Gefühle werden wieder so präsent, dass der Betroffene sie nicht mehr verarbeiten kann.» Die meisten Trainer haben keine Qualifikation, um das zu erkennen oder aufzufangen. Das bestätigt auch ein ehemaliger Teilnehmer: «Die Herzenskraft der Ausbilder reicht leider wirklich nicht zum Auffangen von 20 Teilnehmern.»

Grenzen werden im Quadrinity-Prozess nicht akzeptiert, ihre Überschreitung als notwendig dargestellt. Eine Teilnehmerin: «Ich sagte, ich kann nicht weitermachen, ich kann nichts mehr aufnehmen, ich halte es nicht mehr aus. Mein Lehrer antwortete, der einzige Ausweg wäre, hindurchzugehen.» Mehrere Teilnehmer bestätigen, dass im Seminar ein «Kasernenhofton» herrsche – gegenüber Menschen mit Suizidgedanken! Die seelische Überforderung wird noch verstärkt durch eine körperliche aufgrund eines Mangels an Pausen. Etwas durchzuarbeiten, zu trauern, ist sehr anstrengend – der Betroffene braucht deshalb eigentlich genug Schlaf und Ruhe. Ein Programm von 8.30 bis 22 Uhr gewährleistet das nicht.

Utsch hat selbst zu Beginn des Jahrtausends mehrfach Quadrinity-Geschädigte beraten, ebenso das Forum Kritische Psychologie in Bayern. «Der Prozess kann massive Angst- und Panikzustände auslösen», warnt dessen Leiter Dr. Colin Goldner. Der Psychologe widerspricht der Behauptung der Anbieter, dass der Kurs heute sanfter als früher ablaufe: «Es geht im ersten Teil der Woche noch genauso kasernenhofmäßig zu wie eh und je.» Problematisch sei auch, dass die Teilnehmer zuvor nicht über die Methoden informiert werden: «Transparenz ist das A und O jeder seriösen Therapie. Der Betroffene muss im Vorfeld wissen, worauf er sich einlässt. Nur dann kann er entscheiden, ob es für ihn das Richtige ist.»

Und ob er das Risiko eingehen möchte. Immer wieder mussten Teilnehmer noch während des Kurses oder danach wegen Wahnvorstellungen, schwerer Depressionen oder anderer gravierender Reaktionen in psychiatrische Kliniken eingewiesen werden, zuletzt im Jahr 2005. «In einigen Fällen sind Betroffene völlig zusammengebrochen», berichtet Goldner. Andere konnten nur mit therapeutischer Hilfe aus dem kindlichen Zustand, in den sie durch den Prozess geraten waren, zurückgeholt werden. Während des Booms der Methode in den 90er Jahren, erinnert sich der Psychologe, hatten psychiatrische Landeskliniken regelmäßig mit Quadrinity-Geschädigten zu tun.

Windhausen räumt ein, dass eine Reihe von Teilnehmern ihrer Kurse Probleme hatten: «Das war vor allem in der Anfangszeit so, und wir haben durch diese Menschen viel gelernt.» Heute wähle man viel genauer aus. Immer noch gebe es allerdings Teilnehmer, die den Kurs abbrechen: «Uns ist aber wichtig, dass die Menschen zumindest mit einer Einsicht gehen.» Nur ist dies leider keine Garantie, dass sie nicht zu Hause zusammenbrechen – was die Anbieter dann gar nicht mehr mitbekommen.

Nachdem *Stern Gesund Leben* 2006 kritisch über den Quadrinity-Prozess berichtet hatte, rief das Düsseldorfer Institut per persönlicher Mail ehemalige Klienten auf, Protest-Leserbriefe zu schicken. Bereits dies stellt einen therapeutischen Fehler dar, denn es ist nicht Aufgabe von Patienten, ihre Therapeuten zu verteidigen (und damit auch deren Einnahmen zu sichern). Mehrere ehemalige Teilnehmer nutzten aber die Gelegenheit, um ihre *negativen* aktuellen Erfahrungen mit dem Prozess mitzuteilen. Auch diese zeigen, dass das Vorgehen der Therapeuten keineswegs sanfter geworden ist. So erzählt eine Teilnehmerin, der Leiter des Institutes habe ihr am Ende des Kurses «scharf geraten, den Prozess besser nochmals zu absolvieren». Ohne Anlaufstelle nach dem Seminar, so ihr Resümee, «wird es fatal». Sie selbst habe kurz danach ihren Job gekündigt, der neue habe nicht geklappt, «seitdem suche ich die Spur». Eine andere Betroffene meldete sich, weil ihr Freund den Prozess mitgemacht hatte. In den fünf Monaten danach habe er sich massiv verändert. Er bedrängte seine Freundin immer wieder, auch teilzunehmen, ging regelmäßig zu regionalen Treffen, begann schließlich eine Ausbildung zum Tutor und Begleiter. Weil ihn das viel Zeit kostete, wurde er beruflich zurückgestuft. Schließlich zerbrach die Beziehung.

Die Schweizer Psychologin Manuela Biedermann hat 2001 für ihre Diplomarbeit elf ehemalige Teilnehmer des Quadrinity-Prozesses in der Schweiz befragt. Vier gaben selbst an, dass jemand in ihrer damaligen Verfassung den Kurs «niemals hätte absolvieren dürfen». Die kurzfristige positive Wirkung verschwand im Laufe der Zeit bei fast allen Befragten, fünf mussten eine reguläre Psychotherapie beginnen. Nun kann man natürlich einwenden, dass diese Arbeit nicht repräsentativ ist. Das muss sie auch nicht sein, denn sie muss nicht beweisen, dass die Mehrheit geschädigt wird. Es gilt auch hier die wissenschaftliche Regel bei der Prüfung von (allen) Therapien, dass schon wenige Geschädigte eine Technik disqualifizieren.

Wie kommt es aber zu der zumindest kurzfristigen Euphorie von Teilnehmern? Utsch erklärt diese damit, dass ja im Quadrinity-Prozess tatsächlich viel Dramatisches erlebt wird – «und das muss dann auch etwas gebracht haben». Was, zeigt sich aber erst langfristig, wenn der Effekt dann wieder verblasst oder sich sogar umkehrt. Zudem schafften die hohen Kosten eine Erwartungshaltung: «Welcher Teilnehmer möchte sich schon am Ende eingestehen, dass das viele Geld vergeudet war?»

Studie: Teilnehmer mit echten Beschwerden brauchen «eher professionelle Hilfe»

Neuere Pro-Quadrinity-Studien gibt es außer zwei Diplomarbeiten nur eine, eine Untersuchung der University of California in Davis aus dem Jahr 2003 (veröffentlicht 2006). Sie wurde von echten Wissenschaftlern durchgeführt und erfüllte weitgehend wissenschaftliche Standards. Die Anbieter führen sie gern als den wichtigsten Beleg für die therapeutische Wirksamkeit ihrer Technik an. Die Zusammenfassung, die das Düsseldorfer Institut auf seiner Website bereitstellt, klingt auch ganz positiv. Schaut man sich aber den Bericht der Forscher im Original an, so zeigt er das Gegenteil.

Verglichen wurden 99 Teilnehmer des Prozesses in den USA mit 47 Personen einer unbehandelten Kontrollgruppe. Letztere hatten sich zwar für den Prozess interessiert, dann aber nicht angemeldet. Vermutlich auch aus finanziellen Gründen, denn die Kontrollgruppe verfügte über ein deutlich niedrigeres Durchschnittseinkommen als die Versuchsgruppe, die recht wohlhabend war (56 Prozent hatten ein Jahresbudget von über 100 000 Dollar). Rund drei Viertel der Probanden waren Frauen. Die Forscher betonen selbst, dass ihre Probandengruppe damit nicht repräsentativ ist. Zum Prozess ist anzumerken, dass dieser offenbar in den USA etwas anders verläuft, nämlich in kleineren Gruppen von sieben bis neun Personen.

Die Probanden wurden zuvor nicht darauf untersucht, ob eine psychische Störung mit Krankheitswert, wie beispielsweise eine Depression, vorlag. Den Forschern ist dies nicht unbedingt vorzuwerfen, da es offenbar nicht ihre Fragestellung war. Sie sprechen vom Prozess auch nicht als Therapie, sondern als «emotionalem Bildungsprogramm», und interessieren sich auch für positive Effekte für Gesunde. Aber: Damit untersucht die Studie eben *nicht* die psychotherapeutische Wirksamkeit des Quadrinity-Prozesses – dazu hätte die Versuchsgruppe wirklich krank sein müssen. Kurz gesagt: Wenn man wissen will, ob der Prozess gegen Depressionen hilft, muss man ihn auch an depressiven Patienten testen.

Das Befinden der Teilnehmer wurde aber, immerhin, mit wissenschaftlichen Fragebogen erfasst, unter anderem dem renommierten Beck-Depressions-Inventar. Nach den Ergebnissen der Fragebogen (die allein aber keinesfalls eine Diagnose sind) zeigte von den 99 Probanden etwa die Hälfte Symptome einer leichten bis mittelschweren Depression. Der anderen Hälfte ging es offenbar auch vor dem Prozess ganz gut. Die Durchschnittswerte wurden aber über alle 99 Teilnehmer berechnet, was unglücklich ist, da die Ergebnisse der «Frohen» die der «Bedrückten» verwässern können. Gemessen wurde eine Woche vor, eine Woche nach, drei Monate und ein Jahr nach dem Quadrinity-Prozess.

Was hat die Studie nun herausgefunden? Die Forscher stellten nach dem Prozess durchaus einen signifikanten Rückgang psychischer Beschwerden fest. Allerdings zeigte sich dieser Rückgang auch bei der unbehandelten Kontrollgruppe, nur weniger ausgeprägt. In den folgenden Wochen und Monaten nahmen die Beschwerden aber bei beiden Gruppen wieder zu. Nach einem Jahr zeigten 17 Prozent der Behandlungsgruppe wieder leichte bis mittlere Depressionswerte (Kontrollgruppe: 31 Prozent). Laut Versprechen der Anbieter hätte sich gar kein Teilnehmer wieder verschlechtern dürfen. Viel gravierender ist aber ein anderer Punkt, den man nur bei genauem Lesen entdeckt und den die deutschen Anbieter in ihrer Zusammenfassung der Studie (vermutlich bewusst) verschweigen: Fast die Hälfte der 99 Teilnehmer des Quadrinity-Prozesses brach die Studie ab! Bei der Befragung nach einem Jahr antworteten nur noch 54 der 99 Personen. 45 waren ausgestiegen – und zwar laut Aussage der Forscher vor allem die Personen, denen es vor dem Prozess besonders schlechtging (ihre genaue Zahl wird leider nicht genannt). Also die, denen der Prozess vor allem helfen sollte und durch deren Entwicklung man zumindest eine gewisse psychotherapeutische Wirkung hätte ahnen können. Seriöserweise hätte man diese Abbrecher entweder ganz aus der Studie herausnehmen müssen – also nur die berücksichtigen, von denen zu allen Messzeitpunkten Werte vorlagen –, oder man müsste sie als erfolglose Fälle werten.

Nimmt man die Werte der Abbrecher zu Beginn mit in die Berechnung und lässt sie am Ende einfach weg, so

STUDIE: TEILNEHMER MIT ECHTEN BESCHWERDEN

kann man das Ergebnis nach einem Jahr eigentlich kaum noch verwenden, denn man vergleicht dann zwei ganz verschiedene Gruppen miteinander. Zudem ist das Ergebnis durch die vielen Abbrecher wahrscheinlich stark ins Positive verzerrt. Ein simples Rechenspiel macht das deutlich: Vor dem Prozess war von 99 Personen die Hälfte psychisch beeinträchtigt. Leider geben die Autoren nicht ihre genaue Zahl an, sagen wir, es waren 49. Nennen wir sie der Einfachheit halber «Depressive» (obwohl eben keine Diagnose gestellt wurde). Im Verlauf brechen von den insgesamt 99 Probanden 45 ab, davon vielleicht 30 Depressive und 15 Nicht-Depressive. Nach einem Jahr wären dann noch 19 ursprünglich Depressive und 35 ursprünglich Nicht-Depressive dabei, macht 54 insgesamt. Hätte der Prozess gar keine Wirkung, dann wären alle 19 Depressiven nach einem Jahr immer noch depressiv. 19 von 54 würden 35 Prozent Depressive machen. Festgestellt wurden «nur» 17 Prozent, macht neun Personen. Zehn ursprünglich Depressiven ginge es nach dieser Beispielrechnung also besser als vor dem Prozess. Aber: Es wären zehn von ursprünglich 49, also nur jeder Fünfte. Dies ist eine sehr geringe Erfolgsquote, verglichen mit seriösen Therapien. Denn für 80 Prozent der depressiven Teilnehmer hat der Prozess offenbar nichts gebracht. Oder Schlimmeres.

45 Abbrecher, räumen die Forscher ein, das ist zudem eine ungewöhnlich hohe «Drop-out»-Quote. Sie ziehen daraus selbst den Schluss: «Menschen mit einer stärkeren Depression brauchen vermutlich eher professionelle Hilfe.»

REINKARNATIONSTHERAPIE

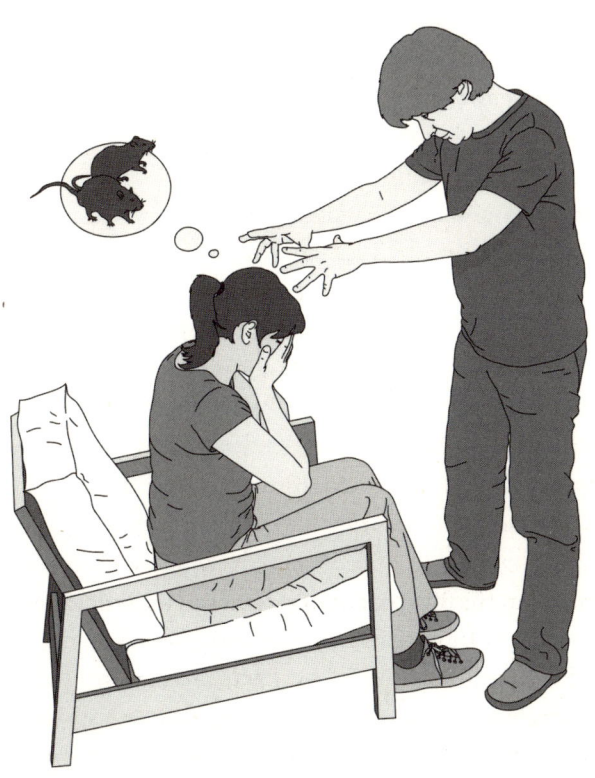

Frau: «Ich werde jetzt geschlagen. Die wollen wissen, wo der Mann ist (stöhnt). Aber ich sag's ihnen nicht. Dann schmeißen sie mich in den Turm, wo die Ratten sind. Ich krieg nichts zu essen, und je schwächer ich werde,

desto näher kommen sie. Ich kann sie nicht mehr verscheuchen. Jetzt – (stöhnt).
Anbieter: «Komm, erzähl, was ist?»
Frau: «Die sollen weg, die Ratten, die fressen an mir rum, die fressen an meinen Füßen rum, pfui Teufel.»
Anbieter: «Beschreib, was du siehst. (...) Genau hinschauen.»
Frau: «Da soll ich noch hinschauen?»
Anbieter: «Hinschauen.»
Frau: «Ich kann es nicht sehen. (...)»
Anbieter: «Beschreib, was geschieht.»
Frau: «Die fressen an mir rum ...»
Anbieter: «Genau hinschauen.»
Frau: «Buh ...»
Anbieter: «Genau hinschauen.»
Frau: «Aber das ist ... Du verlangst viel von mir. Da soll ich zuschauen, wenn die mich auffressen.»

Szene aus «Das Erlebnis der Wiedergeburt» von Thorwald Dethlefsen, Aussagen der Ratsuchenden ins Hochdeutsche übersetzt.

Warum lässt sich eine erwachsene Frau dazu drängen, zuzusehen (zumindest vor ihrem inneren Auge), wie Ratten ihre Füße anfressen? Weil sie hofft, dafür von quälenden Beschwerden befreit zu werden: vielleicht von Migräne oder Depressionen, von Diabetes oder von Krebs. Alle Krankheiten, so suggeriert der Anbieter, haben nämlich ihre Ursache in ihrem früheren Leben. Deshalb sei es nötig, mit Hilfe einer Reinkarnationstherapie dorthin zu reisen und Gewalttaten nochmal zu durchleben. Psychologen warnen: Wer sich bei psychischen Problemen darauf einlässt, findet vielleicht nicht mehr in die Gegenwart zurück.

Ursprung: Fernöstlicher Glaube stark vereinfacht

Rückführungen in angebliche frühere Leben als Behandlung für psychische Probleme werden seit den 50er Jahren in den USA angeboten. Dabei bezogen sich die Anbieter von Anfang an auf fernöstliche Religionen, in denen Karma und Wiedergeburt eine Rolle spielen, übernahmen deren Aspekte aber nur bruchstückhaft und stark vereinfacht. Der buddhistische oder hinduistische Reinkarnationsglaube hat daher mit der Reinkarnationstherapie nicht viel zu tun und soll hier auch nicht bewertet werden. Reinkarnationstherapie meint die forcierte angebliche Rückführung in frühere Leben mit dem Ziel, dadurch körperliche oder psychische Probleme zu behandeln. Im deutschsprachigen Raum ist die Methode, auch Regressionstherapie oder Past-Life-Therapy (PLT) genannt, seit Anfang der 70er Jahre bekannt, vor allem durch den Arzt Dr. Ruediger Dahlke und den Diplompsychologen Thorwald Dethlefsen. Heute praktizieren zahlreiche Therapeuten ihre jeweils eigene Reinkarnationsmethode.

Methode: Fahrstuhl in die Vergangenheit

Die klassische Reinkarnationstherapie geht davon aus, dass psychische Probleme durch unverarbeitete traumatische Erlebnisse in einem vorigen Leben des Betroffenen verursacht werden. So könne etwa eine Gewalttat, die ein Mensch im Mittelalter erlitten oder begangen hat, seine wiedergeborene Seele bis heute belasten – genau wie ein Trauma aus der tatsächlichen Kindheit. Zur Heilung sei es notwendig, seelisch in das frühere Leben zu reisen, das Trauma aufzuspüren und erneut zu durchleben.

Für die angebliche Rückführung setzen die Anbieter unterschiedliche Techniken ein: Hypnose, die forcierte Atmung des Rebirthing, einfache Entspannung, suggestive Fragen oder Bilder wie einen «Fahrstuhl in die Vergangenheit». Hat der Patient erst einmal gedanklich die Grenze seiner Geburt rückwärts passiert, würden ihm von selbst wichtige Bilder und Situationen aus früheren Leben einfallen – er ist dann angeblich seelisch wieder die Person von damals. Der Therapeut fragt ergänzend nach Jahreszahlen, Ortsnamen, Familien- und Lebensumständen.

Auch das Trauma trete von selbst zutage. Der Patient schildert es so, als würde er es jetzt gerade durchleben und – quasi wie am Telefon – darüber berichten. «Im selben Moment, in dem ein Ereignis voll bewusst ist, fühlt sich der Patient schlagartig erleichtert und hat keinerlei Beschwerden oder Angst mehr», verspricht Dethlefsen in seinem Standardwerk «Das Erlebnis der Wiedergeburt». «Es ist also völlig gleichgültig, wie grauenhaft das Ereignis ist; wenn der Patient es erst weiß, hat es keine Wirkung mehr auf ihn.» Anschließend holt der Therapeut den Betroffenen in die Gegenwart zurück. Manche Therapeuten sprechen dann noch über die Erfahrung, andere nicht.

In ihrer Variante der Reinkarnationstherapie behaupten Dethlefsen und Dahlke, die verschiedenen Leben eines Menschen existierten nicht nacheinander, sondern parallel wie Radioprogramme: «Wir können beliebig umschalten.» Mehrere Leben müssten berücksichtigt werden, wenn sich der Betroffene mit verdrängten Anteilen seiner Persönlichkeit auseinandersetzen wolle. In ihrem Buch «Krankheit als Weg» führen Dethlefsen und Dahlke alle Krankheiten auf solche Verdrängung zurück. So zeige etwa Kurzsichtigkeit eine zu starke Subjektivität – «man sieht nur bis zur eigenen Nasenspitze» –, Diabetiker hätten Probleme, Liebe (= Zucker) anzunehmen, und «im Buckel manifestiert sich nicht gelebte Demut». Krebs ist «Ausdruck unserer Zeit und unseres kollektiven Weltbildes. (...) Unser Zeitalter ist gekennzeichnet durch rücksichtslose Expansion und Verwirklichung der eigenen Interessen.» Wer sich mit HIV ansteckt, soll bisher nicht genug Verantwortung für andere übernommen haben. Auch Depressive lehnen nach dieser Logik Verantwortung ab, etwa Mütter, die nach der Geburt ihres Kindes an einer Wochenbettdepression erkranken. Selbst Unfälle, behaupten die Autoren, habe sich der Betroffene «gesucht»: Sie zeigten beispielsweise, dass er eine «Veränderung seines Weges übersehen» habe. «Einem Menschen geschieht nur das, was er eigentlich will.»

Auch der Reinkarnationstherapeut und Medizintechniker Dr. Jan Erik Sigdell behauptet in seinem Buch «Reinkarnationstherapie», jede Krankheit entstehe aus einem Konflikt – mit sich selbst, der eigenen Vergangenheit (dem Karma), den Mitmenschen, der Umwelt oder schlicht «dem Göttlichen». Er geht in der Rückführung noch einen Schritt weiter: Ist das Trauma identifiziert, sucht er in weiteren früheren Leben nach dem karmischen Grund, warum der Betroffene das Trauma «hat haben sollen». «Es gibt kein Opfererlebnis, ohne einmal Täter gewesen zu sein.» Nach Sigdells Hypothese sind etwa auch erbliche Behinderungen «vom Karma so verlangt».

METHODE: FAHRSTUHL IN DIE VERGANGENHEIT

Heilsversprechen: Lösung von «an die 100 Prozent» aller Probleme

Dethlefsen und Dahlke sehen in ihrer Reinkarnationstherapie «den einzigen Weg, der letztlich zur Heilung führt», und empfehlen sie für praktisch alle körperlichen und seelischen Krankheiten: bei Infekten, Allergien, Asthma, Diabetes, Kurzsichtigkeit, Akne, Nierensteinen, Unfruchtbarkeit, Magersucht, Depressionen, Alkohol- oder Drogensucht und Krebs. Sigdell behandelt nach eigener Aussage sogar schizophrene und Borderline-Patienten. Kontraindikation sei nur eine akute Psychose. Auch mehrere andere Anbieter behaupten explizit, die Methode sei eine Psychotherapie: «Wie spektakulär sich ‹Reinkarnationstherapie› auch anhören mag, bleibt sie Psychotherapie und hat die Absicht zu heilen.» Manche werben gar, die Methode sei «für fast jeden» geeignet, oder versprechen, durch die Einbeziehung früherer Leben seien «an die 100 Prozent aller seelischen Probleme zu lösen». Reinkarnationstherapie wird auch angeboten zur Hilfe bei Paarproblemen und für Kinder.

Dethlefsen und Dahlke fordern vom Patienten allerdings, Risiken einzugehen, wenn er gesund werden will: «Therapie ist ein Wagnis und soll auch so erlebt werden.» Offenbar kommt es häufig vor, dass Patienten sich durch das Erinnern eines schrecklichen Erlebnisses nicht befreit, sondern schlechter fühlen. Mehrere Autoren erwähnen derartige Fälle: Es könne passieren, so Dethlefsen, «dass sich jemand nach dem Bewusstwerden eines bestimmten Ereignisses gar nicht wohl fühlt, sondern auf einmal eine eigenartige Unruhe, eventuell auch Spannungen und Kopfschmerzen empfindet». Dies liege aber nicht an «Verarbeitungsschwierigkeiten», sondern daran, dass der

«Kern des Komplexes» noch nicht gefunden sei. In diesen Fälle solle der Patient daher schnell weitermachen. Sigdell sieht in einer Verschlechterung des Problems hingegen einen Beweis, «dass man auf die richtige Ursache gestoßen ist».

Bleibt die erhoffte Heilung ganz aus, so machen Reinkarnationstherapeuten dafür die Patienten verantwortlich, wenn diese «abblocken» oder sich «zu stark gegen eine Erkenntnis sträuben», so Sigdell. Bricht etwa eine Person die Rückführung ab, weil sie die erlebte Szene nicht mehr erträgt, «muss sie sich eventuell damit abfinden, nachher noch einige Stunden ein unangenehmes Gefühl zu haben». Ihre Problematik könne sich dann durchaus verstärken – aber nach einer Woche sei «wieder alles beim Alten».

Dethlefsen und Dahlke betonen: «Offen bleibt im Einzelfall, ob ein Patient es schafft, sich selbst gegenüber ehrlich zu werden oder nicht. (...) Der eigentliche Weg, der zum Ziel führt, ist lang und hart und immer nur für wenige gangbar.» Auch andere Anbieter finden deutliche Worte für Patienten, die vielleicht Zweifel haben: «Dieses Angebot ist nicht geeignet für diejenigen, die lieber Pillen schlucken, sich hängenlassen ...»

Ausbildung, Kosten und Dauer: Möglichst am Stück, für tausende Euro

Verschiedene Institute in Deutschland bilden Reinkarnationstherapeuten aus, mal mit Zertifikat, mal mit Diplom. Die Ausbildungsdauer reicht von einigen Wochenenden bis Wochen, Voraussetzungen gibt es praktisch keine. Eine vierwöchige Ausbildung bei einem Münchner Reinkarnationstherapeuten kostet beispielsweise 4200 Euro plus Mehrwertsteuer. Schneller geht es mit vier Tagen bei einem deutsch-österreichischen Anbieter. Er wirbt um Kunden, die «Menschen helfen wollen», aber ohne «langwierige Ausbildung». Jegliche Titel sind in dem Zusammenhang aber in keinster Weise anerkannt oder gar einem Universitätsdiplom vergleichbar. Manche Therapeuten haben einen Abschluss in Psychologie oder Medizin, viele auch einen Heilpraktikerschein. Alle anderen dürften rechtlich gar keine Heilbehandlung für seelische Krankheiten anbieten.

Viele Anbieter empfehlen, die Reinkarnationstherapie am Stück zu absolvieren, da sie sonst «nicht tief genug führt», so Dahlke. Nach Möglichkeit sollen die Patienten in dieser Zeit auch nicht zu Hause wohnen. Bei üblichen 40 Stunden Behandlung und einem Stundensatz von 60 bis 80 Euro belaufen sich die Gesamtkosten auf 2400 bis 3200 Euro. Die gesetzlichen Krankenkassen zahlen nichts, private teilweise einzelne Sitzungen nach der Gebührenverordnung für Heilpraktiker. Manche Therapeuten bieten auch wöchentliche Sitzungen, kürzere Anwendungen oder eine CD zur «preisgünstigen» Eigentherapie an.

Forschung: Erinnerte Details sind oft falsch

Auch die seriöse Forschung hat sich mit der Frage beschäftigt, ob die erlebten Schicksale von Reinkarnationspatienten der Wahrheit entsprechen. Dabei zeigte sich, dass Menschen, die besonders leicht zu hypnotisieren sind, auch mehr aus «früheren Leben» erinnern. Die Inhalte konnten dabei direkt dadurch beeinflusst werden, dass der «Therapeut» Begriffe vorgab. Auf die Wörter «Massaker» und «Klapperschlange» etwa erinnerte eine Patientin prompt, dass ihre Familie von Indianern ermordet worden sei und sie kurz darauf am Biss einer Klapperschlange starb.

Schaut man sich die Schilderungen angeblicher Schicksale genauer an, so können diese oft gar nicht stimmen: «Tatsächlich sind Ungereimtheiten und offenkundige Widersprüche, überdeutliche Absurditäten und leicht nachweisbare Irrtümer selbst bei ansonsten ‹gelungenen› Rückführungen eher die Regel als die Ausnahme», meint Michael Schröter-Kunhardt, Facharzt für Psychiatrie in Heidelberg und Experte für Nahtod-Forschung. Oft identifizierten sich etwa mehrere Patienten mit derselben historischen Person, Rückgeführte berichten von technischen Einrichtungen, die es zu der damaligen Zeit noch gar nicht gab, oder «bringen historische Abläufe durcheinander».

Wie lässt sich aber erklären, dass zuweilen doch viele Details stimmen, wie die Reinkarnationsgläubigen gern berichten? Zum einen würden nur die positiven Ergebnisse veröffentlicht, die negativen aber «systematisch verschwiegen», kritisiert Schröter-Kunhardt, der sich eingehend mit der Studienlage befasst hat. Die zutreffenden Fälle ließen sich dadurch erklären, dass die Betroffenen längst vergessenes Wissen aktivieren: «In mehreren ‹Reinkarnationsberichten› konnten beispielsweise akkurate historische Einzelheiten später auf früher gelesene Bücher zurückgeführt werden.»

Vergleicht man die Angaben mit externen Quellen wie Geburtsregister, so zeige sich, dass Details, die aus leicht zugänglichen Quellen stammen (wie beispielsweise Dokumentationen im Fernsehen), eher stimmen, Details aus schwer zugänglichen Quellen (wie Taufregistern) aber meist falsch sind.

Dass die Ursachen für den Glauben an frühere Leben eher im heutigen zu suchen ist, lässt auch eine Studie des Duke Medical Center in Durham (USA) von 2005 vermuten. Befragt wurden knapp 2000 Personen einer Gemeinde. Fünf Prozent waren überzeugt, dass es etwas wie Wiedergeburt und Karma gibt, 77 Prozent lehnten dies vollkommen ab. Die Forscher untersuchten beide Gruppen im Hinblick auf sozialen Status und körperliche und seelische Gesundheit. Es zeigte sich, dass der Reinkarnationsglaube eher assoziiert war mit einer schlechteren Verfassung und mit traumatischen Erfahrungen wie Missbrauch, Vergewaltigung oder dem gewaltsamen Tod eines Familienmitglieds. Die Forscher stellen fest: «Der Glaube an Karma und Reinkarnation könnte ein Versuch sein, traumatische Erfahrungen zu bewältigen.»

Déjà-vu – ein Beleg für frühere Leben?

Viele kennen das plötzliche Gefühl, einen Moment schon einmal erlebt zu haben oder an einem fremden Ort bereits einmal gewesen zu sein – für Reinkarnationsanhänger ein Hinweis auf frühere Leben. Tatsächlich handelt es sich aber um eine Fehlleistung eines Teils des Gehirns. Unsere Erinnerungen sind dort in drei Bereichen gespeichert: im Kurzzeitgedächtnis, im Langzeitgedächtnis und in einer Art Inhaltsverzeichnis für das Langzeitgedächtnis. Dieses Inhaltsverzeichnis sagt uns, zu welchen Ereignissen der Vergangenheit wir überhaupt Erinnerungen vorrätig haben (beispielsweise zum ersten Schultag) und zu welchen nicht. Bei einem Déjà-vu meldet das Inhaltsverzeichnis fälschlich «Erinnerung vorhanden», obwohl die entsprechende Schublade im Langzeitgedächtnis leer ist.

Das erklärt auch, warum wir außer dem plötzlichen Eindruck keine weiteren Erinnerungen an die angebliche Situation haben. Déjà-vus treten besonders häufig auf, wenn der Betroffene müde ist und die Hirnleistung nachlässt.

Seelisches Risiko: Von Erinnerung und Schuld überflutet

«Ob es eine Wiedergeburt gibt oder nicht, ist eine reine Glaubensfrage – das muss man jedem selbst überlassen», sagt Uta Bange, Diplompsychologin und Psychotherapeutin beim Sekten-Info Essen. «Unseriös wird es, wenn solche nicht überprüfbaren Annahmen mit Psychotherapie vermischt werden.» Woher aber stammen die intensiven Bilder, die für die Betroffenen so real sind? «Sie entspringen wie Träume aus starken Bedürfnissen, Wünschen oder Ängsten der Menschen», erklärt Walter Bongartz, Hypnotherapeut und Professor für Psychologie an der Universität Konstanz.

Bongartz hat beispielsweise eine Frau behandelt, die sich durch eine gewalttätige Kindheit rettete mit der Vorstellung, früher schon einmal ein schöneres Leben gehabt zu haben. Als Erwachsene isolierte sie dieser Glaube aber immer mehr von ihrer realen Umwelt. «Die Menschen flüchten sich bei der angeblichen Rückführung in eine Traumwelt – ihre realen Probleme bleiben aber unbehandelt», warnt Bongartz. Ein Patient, der sich als Henker im Mittelalter sieht, drücke damit vielleicht aggressive Impulse aus, die er sich bewusst nicht zugesteht. «Diese Impulse sind echt, die äußere Handlung nicht.»

Die angeblichen Erinnerungen können auch eine Verschiebung eines Traumas sein, erklärt Bange. Eine Klientin wurde vielleicht als Kind sexuell missbraucht. Diese Erinnerung ist zu schmerzhaft, um bewusst zu werden. «Stattdessen erinnert sie eine Vergewaltigung im Mittelalter. Die Gefühle stammen aus dem echten Trauma.»

Genau deshalb kann eine Rückführung gefährlich werden – wenn Klienten von aufgebrochenen negativen Emotionen überflutet werden. «Alles aufzureißen, ist völlig unverantwortlich», sagt Bongartz. «Bei schweren Störungen haben die Betroffenen oft auch selbstzerstörerische Impulse. Wenn Sie die unkontrolliert hervorrufen, kann sich etwa eine Depression zur Suizidgefahr steigern.» Eine vierwöchige Reinkarnationsausbildung qualifiziere in keinster Weise dazu, das zu erkennen oder aufzufangen.

Schröter-Kunhardt kritisiert, dass die Annahme der Reinkarnationstherapeuten, dass das Wiedererleben eines Traumas dieses auch heilt, in der Psychotherapie «längst relativiert» ist. Zwar könne es zu einem gewissen positiven Effekt kommen, wenn der Betroffene verdrängte Gefühle kathartisch abreagiert. Dafür aber «gibt es wesentlich erfolgreichere und vor allem nachweislich wirksame Therapien».

Besonders gefährlich wird es, wenn Klienten sich als Schuldige erleben, was nach Angaben der Reinkarnationstherapeuten häufig vorkommt. Der Münchner Psychologe Dr. Colin Goldner hat mehrere Rückführungsgeschädigte beraten, darunter eine 35-jährige Patientin, die sich als Scharfrichter im 15. Jahrhundert erlebt hatte. In der Folge litt die Frau an solchen Schuldgefühlen, dass sie sich als Sühne das Leben nehmen wollte: Sie musste wegen akuter Suizidgefahr mehr als ein halbes Jahr stationär behandelt werden.

Selbst wenn Klienten Glück haben und keine Schuld erinnern, bleibt die Gefahr, dass sie durch den totalen Karma-Glauben aufhören, ihr Leben und ihre Umwelt aktiv zu gestalten, warnt der Wissenschaftsautor Hugo Stamm, der sich mit den Auswüchsen der Esoterik beschäftigt hat: «Der radikale Esoteriker muss alles annehmen, was ihm die Vorbestimmung beschert, weil alles durch die ‹universelle Intelligenz› und die ‹kosmischen Gesetze› vorgegeben ist.» Tatsächlich behaupten Dethlefsen und Dahlke: «Der Mensch steckt lange Zeit in der Illusion, dass durch seine Aktivität, durch sein Tun die Welt verändert, geformt und verbessert wird. Dieser Glaube ist eine optische Täuschung.» Denn: «Es gibt gar nichts zu ändern oder zu verbessern – außer der eigenen Sichtweise.»

Rechtliche Grenzen: Esoterische Volksverhetzung

Wie weit die Reinkarnationsanhänger mit ihren Schuldzuweisungen gehen, zeigt der Autor Tom Hockemeyer, Pseudonym Trutz Hardo. Er behauptete in seinem Roman «Jedem das Seine», Auschwitz sei «im Grunde ein welthistorisches Ausgleichen» gewesen: «Die meisten, die vergast wurden, (…) hatten früher andere Menschen getötet oder zugestimmt, dass andere Erdenbewohner, meist Juden und Minderheiten, dem mordenden Mob zum Opfer fielen.» Das Landgericht Koblenz verurteilte Hockemeyer dafür im Mai 2000 in zweiter Instanz zu 90 Tagessätzen Geldstrafe wegen Volksverhetzung, Beleidigung und Verunglimpfung des Andenkens Verstorbener. Der Roman ist bis heute verboten.

Hockemeyer ist nicht der Einzige in der Szene, der so denkt: Sigdell wiederholt in seinem Taschenbuch «Reinkarnationstherapie» die ungeheuerliche Behauptung. In dem Kapitel «Täter und Opfer – der ‹Stafettenlauf› der Schuld» schreibt er, viele Seelen hätten im Holocaust die «Gelegenheit genutzt, um gemeinsam schweres altes Karma abzubauen. Und da sich der Wahnsinn nun einmal gegen die Juden richtete, mussten sie sich schon deshalb in jener Zeit als Juden inkarnieren. Manche wohl auch deshalb, weil sie früher selbst an Pogromen teilgenommen hatten ...» Er wisse das, da mehrere seiner Patienten sich in der Rückführung als Holocaust-Opfer erlebt hätten. Alle Menschen würden zu der Person wiedergeboren, die sie selbst am meisten verachtet und erniedrigt hätten. «Jemand nahm zum Beispiel an Pogromen teil und brachte Juden um. Später war er selbst Jude und erlebte das Verfolgtsein am eigenen Leib.» Entsprechend könne man über Opfer generell «eigentlich sagen, dass sie dies so gewollt haben».

Diese Logik wendet Sigdell auch auf andere Verbrechen an: Sexuell missbrauchte Kinder «suchen sich dieses Opfererlebnis», weil sie «praktisch immer» auch Täter gewesen seien: Sie hätten in früheren Leben selbst ein Kind missbraucht oder einen Missbrauch nicht verhindert.

Zur Illustration berichtet der Wiedergeburtler von einer 35-jährigen Patientin, die als Kind von ihrem Vater vergewaltigt worden war. In der Rückführung sah sie sich als Jüdin im KZ. «Warum das alles?», fragt Sigdell – und weiß gleich die Antwort: «Diese Frage führt in ein Leben als Mann im alten Rom. Er passte als Wächter auf Christen auf, die in die Arena sollten, und zögerte nicht lange, manchmal auch eine Christin erst zu vergewaltigen. (...) Daher also dieses Karma!»

THE WORK

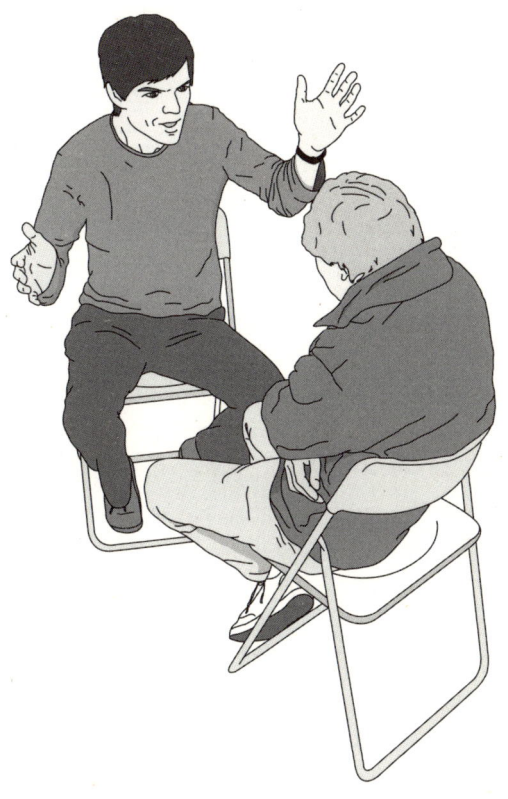

Ratsuchender: Ich bin wütend auf die Sannyasins, weil ich an einem Seminar teilnehmen wollte und die einen Aids-Test verlangen.

Anbieter: Die Sannyasins sollten keinen Aids-Test verlangen – wessen Angelegenheit?
Ratsuchender: Ihre Angelegenheit.
(...)
Anbieter: Und wie behandelst du die Sannyasins jetzt in deinen Gedanken?
Ratsuchender: ... ja ich bin halt ziemlich verärgert und denke schlecht von ihnen.
Anbieter: Kannst du wissen, dass es besser für die Sannyasins wäre, wenn sie keinen Aids-Test verlangen würden?
Ratsuchender: Nö.
(...)
Anbieter: Dreh deinen Glaubenssatz um.
Ratsuchender: Ich sollte keinen Aids-Test verlangen? Nee. Ich sollte nicht von den Sannyasins verlangen, dass sie keinen Aidstest verlangen.
Anbieter: Oder: Sannyasins sollten einen Aids-Test verlangen, denn sie tun es. Dann bist du synchron mit der Realität und hast keinen Stress mehr. Dein nächster Glaubenssatz.
Ratsuchender: Sannyasins sollten sich nicht in meine Privatsphäre mischen.
Anbieter: Tun sie das? Ist das wirklich wahr?
(...)
Ratsuchender: Ich muss mein Blut hergeben.
Anbieter: Und hat das wirklich etwas mit deiner Privatsphäre zu tun?

(Auszug aus der Website www.moritzboerner.de, Namen der Akteure verändert)

Das Ergebnis dieses (echten) Dialoges lautet: Ein HIV-Test hat angeblich gar nichts mit Privatsphäre zu tun. Und deshalb braucht man, darf man sich nicht ärgern, wenn man zwangsweise einen Test machen muss, weil man an einem Seminar teilnehmen möchte. Zu dieser, dem deutschen Gesetz drastisch widersprechenden Erkenntnis kommt man in einer Viertelstunde mit einer Methode, die behauptet, durch fünf simple Fragen alle Probleme lösen zu können: *The Work* (die Arbeit). Experten warnen: Wer sie dauerhaft anwendet, kann sich der realen Welt entfremden.

Ursprung: Fragend aus dem eigenen Elend finden

The Work wurde 1986 von der US-Amerikanerin Byron Kathleen (genannt Katie) Reid erfunden. Die Geschäftsfrau litt selbst unter schweren Depressionen, neurotischen Ängsten und Suizidgedanken. Mit 43 Jahren erlebte Reid eine Art Erleuchtung, die sie auf ihrer Website beschreibt: «Ich entdeckte, dass ich litt, wenn ich meinen Gedanken glaubte. Wenn ich ihnen aber nicht glaubte, litt ich auch nicht. Und das ist die Wahrheit für alle Menschen. So einfach ist die Freiheit. Ich entdeckte, dass wir die Wahl haben, ob wir leiden oder nicht.» Sie entwickelte die entsprechenden Fragen, um auch andere Menschen von ihrer angeblich falschen Wahrnehmung abzubringen. In Deutschland wurde die Methode vor allem populär durch Moritz Boerner, nach eigenen Angaben «Filmemacher, Journalist, Buchautor, Therapeut, Künstler und Programmierer». Er kam ebenfalls aus persönlicher Betroffenheit zur Technik. Er habe damals «in der Scheiße» gesessen, berichtet er auf seiner Website: «Unbefriedigende berufliche Situation, schlimme Wohnverhältnisse, ein Gerichtsprozess am Hals, unfähige Anwälte, böse Zerwürfnisse mit diversen Menschen». Heute, nach zahlreichen *The Work*-Sitzungen, lebe er im Paradies: «Mein Leben funktioniert perfekt.» Außer Boerner selbst bieten derzeit rund 50 Heilpraktiker, freie Berater und auch einzelne Volkshochschulen in ganz Deutschland die Methode an. Es gibt *The Work*-Gruppen, *The Work*-Foren im Internet und sogar *The Work*-Reisen.

Methode: Das Gegenteil ist immer wahr

The Work lässt den Ratsuchenden zuerst sein Problem schildern. Anschließend stellt er sich selbst oder stellt der Berater ihm dazu vier Fragen: Ist es wahr? Kann ich wirklich wissen, dass es wahr ist? Wie reagiere ich, wenn ich an dieser Überzeugung festhalte? Wer wäre ich, wie ginge es mir ohne diese Überzeugung? Dann soll er seine Aussage umkehren. Ziel ist angeblich, einen eigenen Glaubenssatz auf Realitätsgehalt zu überprüfen. De facto wird dieser aber immer so verändert, dass der Betroffene sein Problem selbst verursacht hat. Dass die Sannyasins einen HIV-Test verlangen, ist also nicht wirklich unverschämt, sondern der Betroffene empfindet es nur so, unberechtigterweise natürlich. Oft kommt auch heraus, dass ihm angeblich nur das widerfährt, was er selbst anderen antut (er schließt nämlich die Sannyasins aus seinem «liebevollen Denken» aus!). Hat man das eingesehen, soll man offener und liebevoller mit seiner Umwelt und sich selbst umgehen können.

Boerner erläutert das daran, wie er sich über einen Drängler auf der Autobahn ärgert. Aus seinem Anspruch

«Niemand sollte mich so bedrängen!» wird schließlich «Ich sollte niemanden bedrängen!». Boerner ärgert sich dann angeblich nicht einmal mehr, wenn der Drängler ihm beim Überholen einen Vogel zeigt. «Ich denke: ‹Der nette unwissende Mensch – er ist so, wie ich einmal war.›»

Auch ein sexueller Missbrauch in der Kindheit lasse sich mit *The Work* neu bewerten und verarbeiten, so Boerner: «Dann stellen Sie auf einmal fest, dass die Tat selbst nur zehn Minuten gedauert hat – dass Sie aber 30 Jahre darüber gegrübelt und sich selbst gequält haben.» Aus dem Satz «Mein Vater hätte mich nicht missbrauchen sollen» wird dann in *The Work*: «Ich hätte mich nicht selbst missbrauchen sollen, mit diesen dummen Gedanken.» Oder Schlimmeres, wie am Ende dieses Kapitels erläutert wird.

Selbst lebensbedrohliche äußere Ereignisse, so die Behauptung, erscheinen mit der Technik in neuem Licht. Auf YouTube kann man eine öffentliche Sitzung beobachten, in der Reid einen Mann mit Krebs behandelt. Der Krebs wächst offenbar weiter, und der Mann beginnt die Sitzung mit dem Satz: «Ich möchte, dass der Krebs aufhört zu wachsen.» Die Umkehrung heißt entsprechend: «Ich möchte nicht, dass der Krebs aufhört zu wachsen.» Reid fordert den Mann auf, Gründe zu nennen, warum das stimmen sollte und «eine gute Sache» ist. Schließlich sagt er: «Ich möchte nicht, dass der Krebs aufhört zu wachsen, weil ich heute so viel lebendiger bin als vor einem Jahr.» Reid: «Das ist aufregend, das ist wirklich aufregend.»

In der Logik von *The Work* hat der Ratsuchende keine Chance, bei seiner ursprünglichen Wahrnehmung zu bleiben. Zusammengefasst argumentiert Reid: «Du findest ein Ereignis zwar schlecht, aber die Realität ist trotzdem so. Also finde es lieber gut, und schon hast du keinen

Stress mehr.» Am Ende soll der Mann in der Szene also gut finden, ja wollen, dass der Krebs weiterwächst – er also stirbt. Einen Mittelweg, traurig über die Krankheit zu sein, sie aber trotzdem zu akzeptieren und auch die positiven Aspekte zu sehen, gibt es nicht.

Heilsversprechen: Garantiert mehr Frieden und Freiheit

«*The Work* kann und wird Ihr Leben radikal verändern», kündigt Boerner in seinem Einführungsbuch an. «Es gibt kein Problem, was zu groß für *The Work* wäre.» Wenn der Ratsuchende die Technik regelmäßig anwendet, wirbt er für seinen Online-Kurs, «kann für stetiges geistiges Wachstum, stetige Verbesserung Ihrer Lebensumstände und mehr Frieden und Freiheit garantiert werden». Voraussetzungen seien allerdings «Wille, Mut und die Fähigkeit, der Wahrheit ins Auge zu schauen». Zwar sagt Boerner, dass die Methode keine Therapie ersetzen könne. Andererseits berichtet er von «spontanen Verhaltensänderungen», die sonst «nur durch langwierige Therapien, einschneidende Erlebnisse oder lange Lebenserfahrung erzielt» werden. «Und wenn Sie sich durch *The Work* befreit fühlen, brauchen Sie natürlich auch keine Therapie mehr.» Reid wendet sich sogar explizit gegen Psychotherapie: «Wir brauchen keine Psychologie, wir brauchen nicht zurückzugehen in die Kindheit.»

Boerner und Reid wenden die Methode auf die unterschiedlichsten Probleme ihrer Klienten an: Konflikte mit Kollegen oder Vorgesetzten, Erziehungsprobleme, gewalttätige Partner, Sucht, Frigidität, Traumatisierung durch sexuellen Missbrauch oder Gewalt in der Kindheit, Krebs,

Verlust eines Kindes, Geldsorgen. Sogar politische Themen wie Rassismus oder Umweltverschmutzung werden zur Bearbeitung empfohlen. Ablehnen würde Boerner nach eigenen Angaben nur Patienten mit psychiatrischen Problemen.

Mittlerweile wird *The Work* auch im beruflichen Bereich angeboten, zur «Teamentwicklung» oder als Einzelcoaching.

Ausbildung: Wochenendkurse zur Behandlung von «starken Emotionen»

«The Work of Byron Katie» ist als Markenzeichen beim Europäischen Markenamt und im amerikanischen Markenregister eingetragen. In Deutschland lehnte das Patentamt einen Schutz für *The Work* ab. Praktisch kann jeder eine Beratung nach der Methode anbieten, es gibt mittlerweile aber auch schon Ausbildungsseminare. Bei Boerner umfasst der Kurs «Worker mit Zertifikat» sechs Wochenenden, vermittelt werden soll unter anderem der Umgang mit «starken emotionalen Reaktionen» des Ratsuchenden und mit «haarigen Themen» wie etwa Vergewaltigung. Die wenigsten Berater haben eine wirkliche psychologische Qualifikation.

Theoretisch soll man *The Work* zu Hause mit Hilfe der fünf Fragen praktizieren können. «Am besten buchen Sie aber ein Seminar», empfiehlt Boerner. Kosten je nach Anbieter: 130 bis 250 Euro für ein Wochenende, plus Unterkunft. Angeboten werden auch Einzel- und Paarberatungen, Gruppen, ein Online-Seminar (180 Euro für sieben Tage) oder Beratungen am Telefon «gegen Spende». Reid selbst veranstaltet in Kalifornien eine «The Work-

School», neun Tage Kurs für 3545 US-Dollar (für Frühbucher gibt es Rabatt) plus 1440 Dollar für Unterkunft und Verpflegung.

Boerner empfiehlt, *The Work* in den Alltag zu integrieren und immer wieder bei Problemen anzuwenden. Für den Fall, dass man seine Heilsversprechen für übertrieben hält, hat er eine Antwort parat: Dann «haben Sie möglicherweise hinderliche Denkstrukturen, die man beseitigen könnte, wenn man nur wollte».

Seelisches Risiko: Schuld ist immer der Betroffene

Die Vorstellung, der Mensch mache sich alle Probleme nur selbst, nimmt die schwierige Realität vieler Ratsuchender nicht ernst, kritisiert Matthias Pöhlmann, der für die Evangelische Zentralstelle für Weltanschauungsfragen die esoterische Szene beobachtet. «Letzten Endes vermittelt *The Work* den Betroffenen, dass sie selbst schuld sind. Nach den wahren Ursachen oder krank machenden Lebensumständen wird gar nicht gefragt.» Eine gute Psychotherapie ermutige Menschen, ihrer Wahrnehmung mehr zu vertrauen. «*The Work* macht das Gegenteil: Die Betroffenen werden massiv verunsichert, alles ist angeblich anders, als sie denken.» Zwar gebe es das Phänomen, dass Menschen die Realität negativer wahrnehmen, als sie ist. «Aber das kann man nicht derart verallgemeinern. Meist stimmt die Wahrnehmung nämlich, und die Betroffenen haben nur Schwierigkeiten, danach zu handeln.» *The Work* könne daher bestehende Probleme verschlimmern, wenn negative Gefühle wie Ärger oder Enttäuschung verdammt würden. «Solche Gefühle gehören zum Leben, auch wenn sie unangenehm sind. Wenn die Betroffenen sie sich selbst nicht einmal mehr erlauben, setzen sie sich unter enormen Druck.»

Boerner selbst räumt ein: «Man kann das Vorgehen von *The Work* fast brutal finden.» In einem Interview auf seiner eigenen Website wird er noch deutlicher: «*The Work* ist nichts für Jammerlappen.» Rücksichtnahme gegenüber dem Betroffenen zementiere nur falsche Glaubenssätze. «Wirkliche Freunde sollten unsere Lügen nicht aufrechterhalten, sondern zu zerstören helfen.» Reid sagt gar: «*The Work* ist Reinheit, sie ist extrem radikal. Sie kann manche Leute sehr ängstigen.»

Als besonders problematisch sieht Pöhlmann das Heilsversprechen von *The Work*: «Die Lösung aller Probleme über ein paar simple Fragen – das funktioniert einfach nicht. Sich von alten Mustern und Verletzungen zu befreien, ist immer ein längerer Weg.» Der Theologe warnt außerdem vor der Gefahr, dass Menschen sich durch die dauernde Anwendung der Methode von ihrer normalen Umwelt isolieren. «Da wird dann alles nur noch mit der *The Work*-Brille betrachtet.» Boerner zu diesem Vorwurf: «Es kann schon passieren, dass sich der Freundeskreis umschichtet.»

Wie zynisch die Methode selbst mit schweren Traumatisierungen umgeht, zeigt die Tonaufnahme einer *The Work*-Sitzung mit Reid, die Moritz Boerner auf seiner Website bereitstellt. Eine Frau schildert darin, offenbar vor einer Gruppe, ihre Trauer darüber, dass ihr Vater und Großvater sie sexuell missbraucht, misshandelt und geschlagen haben. Reid hört daraus den Glaubenssatz: «Väter und Großväter sollten kleine Mädchen nicht belästigen.» (Was ja auch in der Tat verboten und eine schwere Straftat ist.) Sie fragt die Betroffene in pathetischem Ton:

«Was wärst du ohne diese Philosophie, Väter sollten ihre Töchter nicht belästigen? (...) Kannst du einen Grund dafür sehen, diesen Gedanken fallenzulassen (...)?

Betroffene: Ja, ich will meinem Vater wieder nahekommen. Und meinem Herz.

Reid: Gibt es einen friedvollen Grund, diese alte Philosophie zu behalten?

Betroffene: Da gibt es keinen friedvollen Grund.

Reid: Väter sollten ihre Töchter nicht belästigen. Wie würdest du das umdrehen?

Betroffene: Kinder sollten ihre Väter nicht belästigen.

Reid: Und wie hast du deinen Vater belästigt?

Die Betroffene weiß erst keine rechte Antwort und beharrt (zu Recht) darauf, dass sie doch nur ein Kind gewesen sei. Als Reid das nicht gelten lässt, sagt sie, sie habe versucht, seine Liebe und Anerkennung zu bekommen, und sich dazu unterworfen.

Es geht noch ein paarmal hin und her, die Betroffene hat hörbar Schwierigkeiten zu sprechen.

Reid: «Mein Vater belästigt mich. Drehe das um: Ich belästige meinen Vater.» (An dieser Stelle gibt es zwischen den Beteiligten etwas Verwirrung um die Vergangenheits- und Gegenwartsform bei der Übersetzung von «my father molested me» aus dem Englischen.)

Betroffene: «Ich habe meinen Vater belästigt.»

Nicht zu verwechseln: Die Rational-Emotive Therapie

Die Anbieter rücken *The Work* gern in die Nähe der seriösen Rational-Emotiven Therapie (RET) von Albert Ellis, weil diese ebenfalls die Einschätzung des Ratsuchenden von einer Situation hinterfragt. Allerdings überzeichnet *The Work* den Ansatz der RET ins Groteske. Daher sollen die Unterschiede hier verdeutlicht werden. Die RET ist eine Technik der Verhaltenstherapie, die 1955 von dem US-amerikanischen Psychotherapeuten Albert Ellis entwickelt wurde. Sie geht zwar auch davon aus, dass seelische Probleme oft dadurch entstehen, dass Menschen ein äußeres Ereignis unpassend und selbstschädigend bewerten. Beispielsweise, wenn jemand eine Kündigung als Zeugnis dafür sieht, dass er generell ein Versager ist, und diese Überzeugung ihn handlungsunfähig macht.

Die RET identifiziert solche irrationalen Überzeugungen und versucht, sie zum Realistischen zu verändern. Etwa, indem der Gekündigte sich verdeutlicht, dass Rückschläge zum Leben gehören und dass auch der Klügste nicht davor gefeit ist. Dazu stellt der Therapeut zum einen Fragen, zum anderen soll der Betroffene aber auch selbst handeln. Er soll beispielsweise negative Phantasien über eine Situation überprüfen, indem er sich tatsächlich einmal in diese Situation begibt – und schaut, was passiert. Die Veränderung von Überzeugungen ist also in der RET ein längerer Prozess und wird dem Ratsuchenden nicht in wenigen Minuten übergestülpt. Die RET hinterfragt im Gegensatz zu *The Work* auch nicht *jede* Situation, in der jemand ein negatives Gefühl erlebt. Sondern nur solche, in der ihn dieses Gefühl übermäßig belastet oder zu selbstschädigendem Verhalten führt (etwa, wenn sich der Gekündigte nicht mehr traut, sich erneut zu bewerben). Sie verkehrt auch nicht automatisch die Wahrnehmung des Betroffenen ins Gegenteil. Denn oft ist die Bewertung des Betroffenen nicht ganz falsch, sondern nur zu extrem. Eine Kündigung bleibt auch in der RET ein negatives Ereignis – das aber überwunden werden kann und vielleicht auch neue Chancen eröffnet. Und nicht zuletzt lässt die RET auch durchaus die Möglichkeit offen, dass äußere Ereignisse tatsächlich ungerecht und unangenehm sein können. Die Verhaltenstherapeuten, die mit RET arbeiten, versprechen dementsprechend auch nicht «das Paradies». Sondern: «größere Fähigkeiten, mit gegenwärtigen Problemen umzugehen und ein freieres, unabhängigeres und emotional befriedigenderes Leben zu führen» (Darstellung des Deutschen Instituts für Rational-Emotive & Kognitive Verhaltenstherapie).

CHANNELN / ENGELTHERAPIE

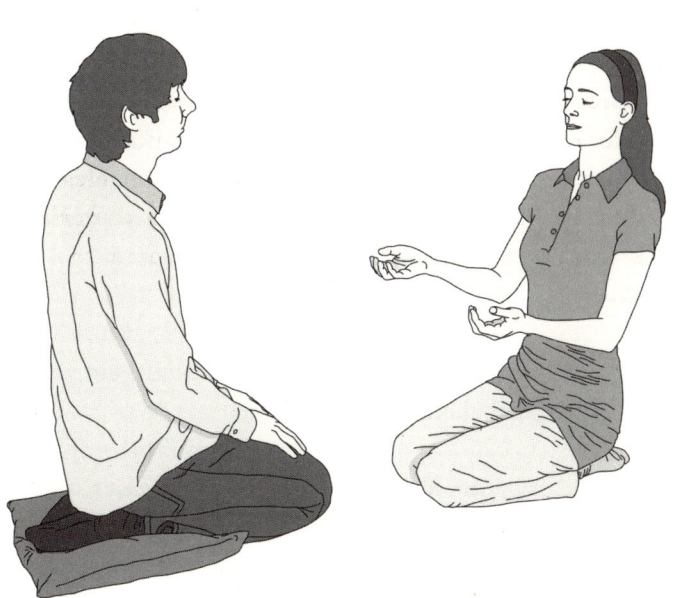

Anbieterin: Was können die Engel für dich tun?
Ratsuchende (weint): Ich habe seit drei Monaten Panikattacken beim Autofahren. Mittlerweile kann ich gar nicht mehr fahren.
Anbieterin: Bei Ängsten ist der Erzengel Michael eine gute Hilfe. Er, der wie Gott ist, trägt eine Aura aus königlichem Purpur. Möchtest du, dass ich den Erzengel Michael um Hilfe bitte?

Ratsuchende: Ja, bitte! Ich weiß nicht mehr, was ich tun soll.

Anbieterin, schließt die Augen (laut): Im Namen von Ich bin der ich bin rufe ich den Erzengel Michael! Ich bitte dich, erlöse diese Frau von ihren Ängsten!

Die Anbieterin wirkt, als wenn sie einschlafe, wippt leicht vor und zurück und murmelt vor sich hin.

20 Minuten später.

Anbieterin: Der Erzengel hat zu mir gesprochen. Du musst keine Angst mehr haben. Er ist immer bei dir und umgibt dich mit seinem Schutz. Wenn du das nächste Mal Auto fährst, lasse einfach deine Angst von dir abfallen. Und es gibt etwas, das du selbst tun kannst, um den Schutz des Erzengels zu verstärken.

Ratsuchende (lebhaft): Was soll ich dafür tun?

(Unter Verwendung von Zitaten aus «Mit Engeln arbeiten» von Elizabeth Clare Prophet)

Vielleicht wird ihr die Anbieterin nun empfehlen, jeden Tag 20 Minuten laut mit dem Erzengel Michael zu sprechen. Oder netter zu ihren Mitmenschen zu sein. Oder sich ein neues Auto zu kaufen. Die Ratsuchende aus diesem fiktiven Beispiel wird dem vermutlich folgen – oder Gewissensbisse haben, wenn sie es nicht tut. Gibt doch die Anbieterin vor, ein Kanal (englisch «channel») zu sein für höhere Mächte, die uns alle umgeben: meist Engel, Geister, «aufgestiegene Meister» oder Jesus. Psychologen warnen: Wer bei psychischen Problemen solchen Engelbotschaften vertraut, wird unter Umständen noch kränker als vorher.

Ursprung: Erleuchtete gibt es viele

Channeln bezeichnet die Kontaktaufnahme zu geistigen Wesen mit Hilfe eines dafür angeblich besonders begabten Menschen, eines «Mediums». Besonders verbreitet ist dabei die Anrufung von Engeln, auch «Engeltherapie» genannt. Es handelt sich natürlich nicht wirklich um eine Therapie. Da der Begriff aber der einzige in der Szene ist, soll er hier weiterverwendet werden. Einen direkten Erfinder der Technik gibt es nicht, da sich viele der Anbieter auf eine persönliche Engelerscheinung berufen. Zur Behandlung seelischer Beschwerden wird Channeln in Deutschland etwa seit Mitte der achtziger Jahre angeboten. Alternative Bezeichnungen sind «Lichtarbeit», «mediale Beratung», «Hellsehen oder -fühlen» und «automatisches Schreiben». Auch hinter dem Begriff «geistiges Heilen» verbirgt sich oft Channeln. In jüngster Zeit nimmt die Anwendung von Engelbotschaften stark zu – nach der Anzahl ratsuchender Geschädigter zu urteilen. Mittlerweile gibt es sogar ein eigenes «Engel-Magazin» mit aktuellen Engelprognosen und «Engelritualen für Ihre Finanzen».

Methode: Ratschläge von höheren Mächten

Beim klassischen Channeln schildert der Klient der Beraterin (hier wird die weibliche Form verwendet, weil Engelseher in großer Mehrheit Frauen sind) sein Problem, manchmal auch nur am Telefon oder per E-Mail (siehe auch Kapitel Fernheilung). Diese tritt daraufhin angeblich in Kontakt zu verschiedenen Arten von höheren Wesen, die dem Betroffenen helfen sollen: Naturgeister, «Elementarwesen der Mineralwelt», verstorbene Verwandte, Jesus, «aufgestiegene Meister», das eigene «Hohe Selbst» oder eben Engel. Manche Beraterinnen versetzen sich zum Channeln in Trance, andere nutzen Engelkarten, Kristalle, Pendel, Räucherstäbchen oder Aura-Sprays.

Die Anbieterinnen der Engeltherapie gehen davon aus, dass alle Menschen ständig von Engeln umgeben sind. «Wie könnten wir sonst – allein mit unseren beschränkten menschlichen Sinnen ausgestattet – mit Höchstgeschwindigkeit auf Autobahnen dahinrasen, ohne mit anderen zusammenzustoßen», fragt die Engelseherin Diana Cooper in ihrem «Engelratgeber». Andere meinen, Engel dürften aber nur dann ins irdische Leben eingreifen, wenn sie, wie beim Channeln, ausdrücklich darum gebeten werden. Die mediale Beraterin empfängt angeblich die Botschaften der Engel und gibt sie an den Klienten weiter. Dabei warnen die «Therapeutinnen» schon vorher, dass sie für die gechannelten Inhalte keine Gewähr übernehmen: «Falls du darauf bestehst, nur Angenehmes zu hören, dann bist du bei mir falsch.» (Zitat aus einer Anzeige einer deutschen «medialen Beraterin».) Manche channeln nur ganz bestimmte Engel, etwa den Erzengel Michael oder selbstbenannte Wesen.

Auch per Internet kann man angeblich mit Engeln in Kontakt kommen. Angeboten wird beispielsweise ein «Engel-Orakel», bei dem man zu einer persönlichen Frage virtuell Karten zieht. Darauf ist dann etwa der «Engel Isaiah» zu sehen. Die vermittelten Botschaften sind allerdings sehr allgemein gehalten, wie etwa: «Es ist eine gute Zeit, um neuen Ideen und Situationen Leben zu geben.» Will man alle Karten sehen, muss man Mitglied im Premiumclub werden. Andere Websites verbreiten Engelbotschaften mit der Anleitung, Traumata und Panikattacken selbst zu therapieren.

Autorinnen von Engel-Ratgebern ermutigen Ratsuchende, selbst Engel zu channeln – indem sie diesen einen Brief schreiben, laut zu ihnen sprechen oder sie sich intensiv vorstellen: «Sehen Sie den Raum mit Tausenden von Engeln angefüllt», empfiehlt etwa Engelseherin Doreen Virtue in «Das Heilgeheimnis der Engel». Manche Seherinnen bieten dazu ganze Anrufungs-Sets an mit geweihter Kerze, Engelbild und «selbst energetisiertem» Engelöl. Auch das Hören von Stimmen wird als Zeichen für die Anwesenheit von Engeln interpretiert. Cooper behauptet, an bestimmten Orten der Erde würden sich besonders viele Engel versammeln: «Man erkennt diese Kraftorte an ihrer zauberhaften Schönheit und an der magischen Anziehungskraft, die sie auf Menschen ausüben.»

Elizabeth Clare Prophet, Autorin von «Mit Engeln arbeiten», empfiehlt, täglich für ein paar Minuten mit den Engeln zu sprechen. Diese würden sich dann mitteilen durch «Gedanken, die sie uns in den Sinn kommen lassen». Die Antwort falle umso klarer aus, «wenn wir laut zu ihnen sprechen». Nur tägliche Kommunikation garantiere, mit den Engeln «auf einer Wellenlänge» zu sein. Konkrete Wünsche sollten möglichst präzise beschrieben werden, denn «Engel sind stolz darauf, präzise auf unsere Anrufungen zu antworten». Als Beweis berichtet Prophet von einer Frau, die einen neuen Wagen suchte, aber nicht genügend Geld hatte, um ihn zu bezahlen. Sie schrieb Fabrikat, Baujahr und Ausstattung genau auf und begann, vor dieser Liste zu beten. Als einige Wochen nichts passierte, dehnte sie ihre Suche auf eine andere Stadt aus – und fand dort den gesuchten Wagen sehr günstig.

Oft transportieren die Anbieterinnen im Zusammenhang mit ihren Engelbotschaften bestimmte Vorgaben und Wertvorstellungen. Diese erwähnen sie ganz nebenbei, was sie aber nicht weniger gefährlich macht. Cooper be-

METHODE: RATSCHLÄGE VON HÖHEREN MÄCHTEN

hauptet etwa, das sexuelle Begehren werde überwunden (sie hält dies offenbar für wünschenswert), wenn jemand wie die Engel im «Gleichgewicht zwischen männlicher und weiblicher Energie» sei: «Nur sehr hoch entwickelte Menschen erreichen diese Stufe des Bewusstseins.» Alle, die Spaß an Sex haben, sind nach dieser Logik unterentwickelt.

Um das Trauma eines sexuellen Missbrauchs zu bewältigen, meint Cooper, gebe es nur eine «einzig mögliche Art und Weise»: nämlich dem Täter zu verzeihen. Erst dann habe eine betroffene Patientin ihren Engel wieder sehen können (wobei sich die Frage stellt, warum dieser den Missbrauch mit seiner Allmacht nicht verhindert hat?).

Neuerdings wird die Engeltherapie auch kombiniert mit Familienaufstellungen.

Heilsversprechen: «Niemals wieder ängstlich»

Die geistigen Wesen werden als allmächtig dargestellt: «Es gibt keine Grenze für das, was die Engel in Ihrem Leben tun können», verspricht Virtue. Engel können angeblich Unfälle verhindern, Angriffe abwehren, verlorene Sachen zurückbringen und körperliche und seelische Krankheiten heilen: Fieber, Verrenkungen, Nierensteine, Tumore, Unfruchtbarkeit, Depressionen, Essstörungen, Drogensucht, Suizidgefahr oder Traumatisierung durch sexuellen Missbrauch. Virtue, die auch promovierte Psychologin ist, hält die Engelheilung für «wirkungsvoller als jede mir bekannte Form menschlicher Therapie». Engel können angeblich ebenso Haustieren helfen, Computer reparieren und für plötzlichen Geldsegen sorgen. Ein Engel-Medium empfiehlt ihren Rat auch bei Einstellungsgesprächen.

Oft reiche schon eine einzige Begegnung für dauerhaften Schutz, verspricht Cooper. Sie berichtet, wie sie Kursteilnehmer anleitet, Engel einzuladen, ihre «Aura zu streicheln»: «Nach diesem Erlebnis würden wir uns nie wieder hilflos oder ängstlich fühlen, denn wir hätten die Gewissheit, dass Engel nur darauf warten, uns zu Hilfe zu eilen.» Wer würde für diese Garantie nicht gern ein paar Hundert Euro bezahlen?

Als Beispiel dafür, wie Engel Angriffe abwehren könnten, berichtet Cooper von einer Frau, die an einer dunklen Bushaltestelle stand, als sich ein aggressiv aussehender Jugendlicher näherte. Anstatt wegzulaufen oder sich zu verteidigen, «entspannte sie sich (...) und hüllte sich in weißes Licht. (...) Mit geschlossenen Augen stand sie ruhig da und wartete ab». Der junge Mann habe die Hand nach ihrer Tasche ausgestreckt, sei aber von einer unsichtbaren Mauer aufgehalten worden und dann davongerannt: «Ihre Entspannung und die Visualisierung von weißem Licht ermöglichten den Beistand der Engel.»

Virtue empfiehlt ihren Lesern indirekt, den Engeln mehr zu vertrauen als der Medizin. So berichtet sie unter anderem von einem Patienten mit Leberkrebs, der eine von Medizinern dringend geratene Operation ablehnte und stattdessen zum Gebet in den Wald fuhr. Einer solchen Führung zu folgen, sei «nicht immer leicht, da gesundheitliche Probleme so viel Angst hervorrufen können, dass wir vorübergehend nicht in der Lage sind, die Stimme des Göttlichen zu hören». Eine Frau mit einem Rückenleiden, die eine Operation verweigerte, sei eines Nachts von einem Engel geheilt worden: «Es war klug von ihr gewesen, einfach nur zu beten und dem Universum die Entscheidung zu überlassen, wie ihre Heilung eintreten würde.» Zuweilen fordern die Engel auch erst ein konkretes Verhalten, damit die Heilung eintritt. Eine Frau, die trotz künstlicher Befruchtung nicht schwanger wurde, hörte beispielsweise den Rat, dass sie bald ein Kind bekäme, wenn sie sich weiterhin zur Kindertherapeutin ausbilden lasse.

Was aber, wenn die Engel trotz intensivster Anrufung und erfüllter Forderungen keine Heilung oder Rettung bringen? Die Anbieterinnen erklären das unter anderem damit, dass es im Karma des Patienten so vorgesehen sei. So könnten die Engel etwa Geldwünsche vielleicht nicht erfüllen, «da unsere Seele in diesem Leben lernen sollte, sich ihren eigenen Unterhalt zu verdienen», meint Prophet. Nicht selten findet sich auch die unter Pseudo-Therapeuten verbreitete Meinung, Patienten hätten körperliche Krankheiten durch falsche Gedanken selbst verursacht. So zeige der Engel Raphael, meint Virtue, «vielleicht, dass Ihre eigenen Gedanken die gesundheitlichen Probleme hervorgerufen haben». Man solle dann nur allen Zorn dem Engel übergeben, «und Heilung wird möglich». Bei psychischen Störungen, meint Virtue, seien Patienten oft «nicht zu Heilung bereit»: «Sie haben Angst vor Langeweile in einem Leben, das frei von Krisen ist.»

Teilweise nähern sich die Engelseherinnen auch der Technik *The Secret* und behaupten, der Mensch würde durch sorgenvolle Gedanken sogar Schicksalsschläge selbst anziehen. Virtue behauptet etwa: «Angsterfüllte Gedanken wirken wie blutrünstige Handlanger, die Angst und Schrecken zu Ihnen, ihrem Meister, zurückbringen. Liebevolle Gedanken bringen Ihnen erfreuliche Situationen und Beziehungen. Sie haben die Wahl!»

Nach Prozessen gegen Geistheiler und einer Warnung des Dachverbandes Geistiges Heilen sind die deutschen Anbieterinnen von Channeln und Engeltherapie vorsichtiger mit Heilsversprechen geworden. Offiziell sprechen sie jetzt eher von einer «Auflösung von Blockaden» und der «Aktivierung der Selbstheilungskräfte».

Ausbildung: Psychiatrische Symptome als Qualifikation

Mehrere Institute in Deutschland bieten Kurse für selbsternannte Therapeuten an, in denen Channeln oder Engel eine Rolle spielen. Eine Ausbildung in «Heil-Channeling» gibt es schon ab vier Wochenenden, der «Alpha-Angel-Healing Practitioner» dauert 18 Tage. Vermittelt werden sollen etwa Fertigkeiten wie «Schwingungserhöhung», «Karmaauflösung» oder «Kommunikation mit Verstorbenen». Dabei sind aber jegliche solcher Bezeichnungen selbst erfunden und garantieren in keiner Weise eine Qualität. Andere Engelseherinnen beziehen ihre Qualifikation daraus, dass sie schon als Kind Kontakt zu Engeln gehabt hätten oder angeblich direkt von «Meister Jesus» lernen.

Viele Anbieterinnen haben keinerlei psychosoziale Ausbildung, sondern verweisen lediglich auf ein einschneidendes Erlebnis, das ihnen die Erkenntnis gebracht habe. Oft tritt dies während einer tiefen persönlichen Krise auf. So berichtet Cooper, dass sie eines Tages «nicht mehr weiterleben wollte». Da habe ein «strahlendes Wesen» sie emporgehoben und mit ihr eine Reise durchs Universum gemacht. Dieses Wesen, so Cooper, «verkündete mir, ich sei eine ‹Lehrerin›». Aus psychiatrischer Sicht lässt sich eine solche Schilderung eher als Dissoziation einordnen: Die Seele schützt sich vor einer unerträglichen Situation, indem sie ihr geistig entflieht und sich an einem anderen Ort wähnt. Das Gefühl extremer Schwäche und

Hilflosigkeit wird kompensiert durch Phantasien, etwas ganz Besonderes zu sein. Das erklärt auch, warum auffällig viele Engel-Erleuchtete zuvor selbst an massiven Problemen litten.

Ebenfalls nach einem psychotischen Symptom klingt die Schilderung von Virtue, wie sie ihr Buch «Das Heilgeheimnis der Engel» geschrieben habe. In dem Buch finden sich zahlreiche Texte, die «direkt von Engeln durchgegeben» seien. Virtue berichtet, sie habe dafür jeweils für eine Weile ihr körperliches Bewusstsein verloren, «während die Worte der Engel durch meinen Geist und meine Hände direkt in die Tastatur meines Computers flossen». Sie sei aber sicher gewesen, dass nicht sie selbst die Urheberin war, da sich Worte und Satzaufbau sehr von ihrem unterschieden.

Eine veränderte Ausdrucksweise und das Gefühl, die eigenen Gedanken seien von anderen gemacht, sind klassische Symptome einer Psychose – ebenso wie die Überzeugung, auserwählt zu sein und mit höheren Wesen kommunizieren zu können.

Inwiefern Channeler einen Heilpraktikerschein benötigen, hängt davon ab, was sie genau anbieten. Jemand, der nur durch Handauflegen die «Selbstheilungskräfte aktiviert», muss laut einem Urteil des Bundesgerichtshofes kein Heilpraktiker sein. Er muss aber deutlich darauf hinweisen, dass sein Wirken keine ärztliche Behandlung ersetzt, und darf diese auch nicht abwerten.

Verspricht ein Engelmedium aber «Heilung von Depressionen», so ist dies eine Tätigkeit, die unter das Heilpraktikergesetz fällt. Die Unterscheidung kann im Einzelfall schwierig sein und hängt davon ab, welchen Eindruck der Patient gewinnt. Allerdings bietet auch ein Heilpraktikerschein nicht viel mehr Sicherheit.

Kosten und Dauer: Spiritueller Aufstieg für 110 Euro im Monat

Wie oft gechannelt werden muss, um ein Problem zu lösen, lassen die Anbieterinnen völlig offen. In den Erfolgsgeschichten reicht oft eine einzige Engels-Erscheinung zur Heilung. Eine persönliche Sitzung dauert eine bis anderthalb Stunden und kostet zwischen 60 und 180 Euro, manche Beraterinnen rechnen auch im 10-Minuten-Takt ab. Telefonchannelling gibt es ab 1,86 Euro pro Minute. Angeboten werden auch öffentliche Channelling-Abende, die angeblich lange im Voraus ausgebucht sind. Manche Beraterinnen scharen Ratsuchende als dauerhafte Gruppe, sogenannte Schule oder Bruderschaft, um sich. Ihre Mitglieder streben einen eigenen spirituellen «Aufstieg» an, das «Medium» lässt ihnen dazu regelmäßig die Botschaften der Engel zukommen. Die «Kryonschule» in Rosenheim etwa verlangt dafür 110 Euro pro Monat, einzelne Rituale kosten bis zu 450 Euro.

Im Internet werden unzählige Essenzen, Räucherstäbchen und magische Gegenstände zum Selbstgebrauch angeboten, die die Engel anziehen sollen. Die Kryonschule etwa hat 74 «Lichtessenzen» zu verschiedenen Heiligen im Online-Shop, von Jesus Christus über Pallas Athene bis zum Sonnengott Re, für je 30 Euro. Eine Juwelenperle «Erzengel» gibt es in einem anderen Shop für 69 Euro, einen «Engel der Willenskraft» schon für 9,90 Euro.

Helfen soll es auch, auf Fleisch, Fisch, Zucker und Milchprodukte zu verzichten, um die «himmlischen Kommunikationsleitungen» zu reinigen. Sensiblen Channellern wird sogar geraten, Bars, Cocktailpartys und Diskotheken zu meiden, um ihr «Energiefeld zu schützen». Ebenso sollten sie sich fernhalten von «Zeitschriften und anderen Medien, die Gerüchte und Angst verkaufen», und «Gruppen, bei deren Mitgliedern eine niedere Moral herrscht».

Seelisches Risiko: Ferngesteuert vom Lichtwesen

Selbst die Experten der katholischen Kirche bezweifeln, dass die medialen Beraterinnen tatsächlich Engel, Jesus oder andere Wesen hören oder sehen: «Es handelt sich dabei wohl eher um eigene unbewusste Gefühle und Gedanken, die freigesetzt werden», sagt Stefan Lorger-Rauwolf, Theologe beim Referat für Weltanschauungsfragen der katholischen Erzdiözese Wien. Nach der christlichen Lehre sind Engel Boten, die im Auftrag von Gott handeln, für den Menschen aber nicht verfügbar sind. Lorger-Rauwolf betont den Unterschied zwischen Channeln und dem christlichen Gebet: «Ein Gebet ist viel indirekter und setzt auch auf die Mitwirkung des Betenden», sagt Lorger-Rauwolf. «Da hören Sie nicht einfach akustisch die Stimme Gottes, die Ihnen sagt, was Sie tun sollen.»

Aber kann es etwas schaden, wenn Menschen glauben, dass ein höheres Wesen ihnen beistehe? Bei labilen Betroffenen, die für konkrete Ratschläge oft sehr offen sind, durchaus. Das Forum Kritische Psychologie in Bayern warnt, dass Channel-Kunden die Tendenz haben, die vermeintlichen Aussagen der Engel als unumstößliche Verhaltensmaßgaben zu werten. «Das führt zu zwanghaften und irrationalen Verhaltensweisen», sagt Leiter Colin Goldner, «für psychisch labile Menschen kann Channeln durchaus gefährlich werden.» Der Psychologe registriert seit einigen Jahren eine verstärkte Nachfrage von Betroffenen, die durch Channeln oder Engelbotschaften ernsthafte psychische Probleme bekommen haben. Schon der Glaube, man kommuniziere mit irgendwelchen Geistwesen, bewege sich im Grenzbereich psychischer Gesundheit. «Es ist jederzeit möglich, dass der Ratsuchende in psychotische Wahnvorstellungen abgleitet.» Goldner wertet deshalb Channeln – egal, ob mit Hilfe eines Mediums oder in Eigenregie – als «kriminelle Verantwortungslosigkeit».

Virtue räumt selbst ein, dass sich beim Selbst-Channeln mitunter ein «Wesen» melden könnte, das es nicht gut mit dem Betroffenen meint, sondern ihn bevormunden oder «dazu bringen will, irgendetwas zu tun, das Ihnen oder anderen Schaden zufügen könnte» (wie es Schizophrene oft erleben und darunter massiv leiden). Dann solle man einfach aufhören, den Erzengel Michael anrufen und ihn bitten, «den erdgebundenen Geist zu verscheuchen».

Die Stiftung Warentest warnt bei psychischen Krankheiten generell vor Geistheilungen: «Durch die Behandlung kann es zu erneuten Krankheitsausbrüchen kommen.» Bei Anbietern, die um sich die Aura des «Wunderheilers» schafften, bestehe außerdem für Patienten das Risiko, psychisch abhängig zu werden. Eine Betroffene schildert im Internet, wie sie erst zur «Familie der wunderbaren Shaumbra-Engel» gehören wollte, dann aber nur schwer davon loskam: «Ich wurde immer übellauniger und hatte Streit mit meinem Mann. Aggressionen, Depressionen und Lustlosigkeit wurden als ‹Loslassen› und ‹Aufstiegssymptome› interpretiert. Ich kam trotz ständiger ‹Energie-Meldungen› nicht mehr aus meiner inneren Leere raus.»

Ist jeder, der an Schutzengel glaubt, verrückt?

Ob man an Engel glaubt oder nicht, ist letztlich eine persönliche Entscheidung. Viele Menschen sind davon überzeugt, dass sie in einer gefährlichen Situation von einer höheren Macht beschützt wurden – und stehen ansonsten mit beiden Beinen fest im Leben. Solange dieser Glauben nicht überhandnimmt und anfängt, den Alltag zu bestimmen, liegt darin keine Gefahr. Nicht zuletzt findet sich die Vorstellung von Engeln auch in der christlichen Lehre, ohne dass deshalb Millionen Gläubige Schaden nehmen würden. Problematisch ist aber, wenn Menschen sich durch die Beschäftigung mit Engeln der realen Welt entfremden. Etwa keine Vorsorge treffen, keine Versicherung abschließen, weil sie allein auf den Schutz der Engel vertrauen. Wenn also das Wirken der Engel eigenes Handeln nicht unterstützen, sondern ersetzen soll. Oder wenn der Engelgedanke verknüpft wird mit der Behandlung psychischer Beschwerden. Menschen, die eigentlich ärztliche oder psychotherapeutische Fachkunde brauchen, kann durch den Glauben an Engel allein eben nicht geholfen werden. Gerade sie sind aber für die Versprechen der Heilerszene empfänglich.

Was aber, wenn man meint, tatsächlich einen Engel gesehen zu haben? Dies ist bei seltenem Auftreten noch kein Grund zur Beunruhigung oder Euphorie. Dazu muss man wissen, dass die menschliche Wahrnehmung nicht so fehlerfrei funktioniert, wie viele meinen. Beim Beobachten einer Szene blendet unser Gehirn viele Informationen aus. Es ergänzt aber auch zuweilen Details, die gar nicht vorhanden sind. Zu beobachten ist dies bei Tests zu Zeugenaussagen: Immer wieder schwören dabei Zeugen, sie hätten Gegenstände gesehen, die es in der Testszene nachgewiesenermaßen nicht gab. Vor allem in der Erinnerung spielt uns unser Gehirn solche Streiche. Genauso kann es passieren, dass wir beispielsweise vor dem Fenster etwas Weißes vorbeiwehen sehen und meinen, es habe Flügel gehabt.

Wenn Sie aber wiederholt konkrete Personen sehen, die gar nicht anwesend sind, oder Stimmen hören, sollten Sie dringend psychiatrischen Rat suchen. Dies kann der Beginn einer Psychose sein, und je schneller diese behandelt wird, desto besser sind die Heilungschancen.

FERNHEILUNG

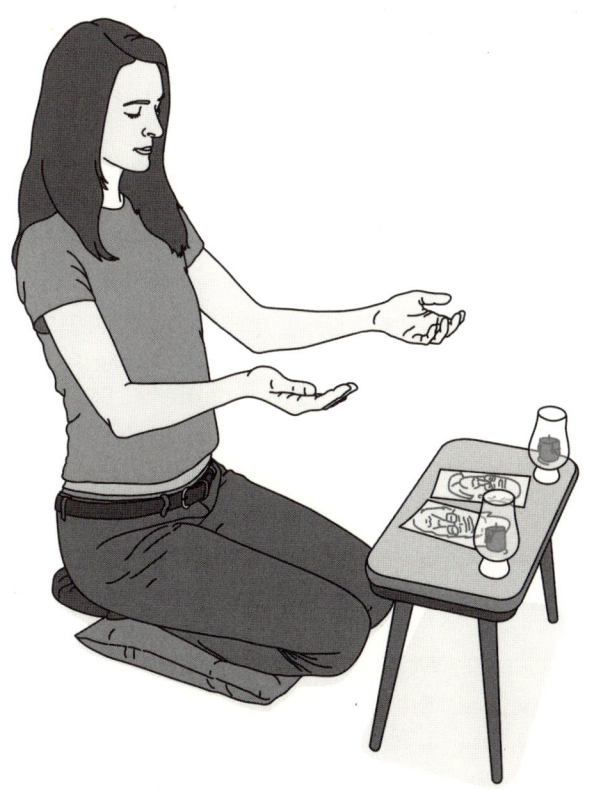

«Meine erste und sehr beeindruckende Erfahrung waren über Nacht aufgetretene starke Schmerzen am Schultergürtel- und Halswirbelbereich. Nach zwei Tagen ohne

Besserung habe ich auf Rat meiner Frau Werner S. angerufen. Nachdem er mich «durchleuchtet» hat, erkannte er dadurch einen verschobenen Brustwirbel. Als er mir das sagte, wusste ich sofort, dass dies stimmt, obwohl ich bis dahin dachte, dass ich mich im Schlaf verlegt hätte (ich hatte Tage zuvor schwere Sachen in den vierten Stock getragen). Ca. drei Stunden nach der Behandlung war der Schmerz komplett verschwunden. Für mich grenzte es an ein Wunder, da ich mir die Geistheilung nicht so richtig vorstellen konnte. Inzwischen kontaktiere ich den Fernheiler wie einen ‹Notarzt›, wenn ich ein akutes Problem habe. Einmal hat er mir bei einer starken Prellung am Schienbein mit einer Behandlung die Schwellung fast ganz weggenommen. Als Mann Ende 40 habe ich wie viele Männer Probleme mit der Prostata, die sich in nächtlichem Harndrang niederschlagen. Drei- bis viermaliges Aufstehen in der Nacht war die Regel. Herr S. erkannte bei mir eine vergrößerte Prostata und hat ein Stück ‹wegoperiert›. Seitdem ist einmal, manchmal zweimal Aufstehen die Regel, und meine Lebensqualität hat dadurch extrem zugenommen. Ich danke Gott und den Engeln, dass ich Werner S. kennengelernt habe.»

Auszug aus der Website eines Fernheilers
(www.mein-geistheiler.de)

Statt zum Notarzt zum Fernheiler – so wie dieser begeisterte Patient schwärmen viele von angeblichen Wunderheilungen, vollbracht von jemandem, der den Patienten nie selbst gesehen, sondern ihm nur «Energie geschickt» hat. Fernheilungen, so werben ihre Anbieter, sollen in der Lage sein, bei nahezu allen Krankheiten zu helfen und selbst Todkranke zu retten. Aber wer Pech hat, gerät dadurch in einen Albtraum – wenn die Fernheilung zum Fernstalking wird.

Ursprung: Mittelalterlicher Glaube

Berichte über Geistheiler und Menschen, die angeblich andere gesundbeten oder mit einem Fluch belegen können, gibt es seit dem Mittelalter. Bis etwa Anfang der siebziger Jahre des 20. Jahrhunderts waren Geist- und Fernheiler vor allem Personen, die ihre vermeintliche Begabung bereits in der Kindheit oder durch Zufall entdeckt hatten und nur nebenbei praktizierten, meist gratis oder gegen Spende. Berufsmäßige Geist- und Fernheiler, die ihre Tätigkeit bei einer entsprechenden «Schule» lernen, traten mit dem Entstehen der Esoterikszene auf den Plan, mittlerweile sollen es rund 10 000 allein in Deutschland sein. Eine der schillerndsten Figuren ist der promovierte Philosoph Harald Wiesendanger, der selbst kein Fernheiler ist, aber Öffentlichkeitsarbeit für die Szene macht, Kongresse organisiert und zahlreiche Bücher über Fern- und Geistheilungen geschrieben hat.

Technik: Heilung durch den Äther?

Fernheilung läuft ähnlich ab wie andere Geistheilungen (siehe auch das Kapitel Engeltherapie), nur dass Anbieter und Patient sich nicht persönlich gegenübersitzen.

Zwar treffen manche Fernheiler ihre Patienten auch persönlich, meist erfolgt die Kontaktaufnahme aber nur über das Telefon oder Internet. Das bedeutet: Der Fernheiler hat keinerlei Einschätzung, in welcher Verfassung sich der behandelte Patient befindet, ob er beispielsweise psychisch sehr beeinträchtigt ist und eigentlich professionelle Hilfe braucht. Im Allgemeinen fordert er oder sie nur ein Foto und den Namen des Betroffenen an, manchmal auch die Diagnose, eine Handschriftenprobe oder eine Locke. Womit fernbehandelt wird, variiert je nach Anbieter. Über 30 verschiedene Methoden sind derzeit am Markt: von einfachem Beten über Reiki und Chakra-Therapie, «Prana» und «Radionik» bis «Therapeutic Touch». Die am meisten verbreiteten Techniken sind Beten und Reiki, das explizit die Behandlung über Distanz einschließt. Manche Fern-Reiki-Anbieter behaupten gar, auch in der Vergangenheit und in der Zukunft behandeln zu können.

Die meisten Anbieter vereinbaren einen festen Termin für die Behandlung, zu dem sich der Patient dann entspannen und «öffnen» soll. Der Fernheiler, so die geläufigste Vorstellung, verbindet sich zu diesem Zeitpunkt mit einer höheren Macht wie beispielsweise dem «göttlichen Selbst» des Patienten oder auch Gott, Jesus oder Maria. Von diesen empfängt er Energie und leitet sie an den Patienten weiter, «ähnlich einer E-Mail mit Anhang», informiert ein Anbieter.

Viele Patienten spüren während der angeblichen Behandlung Wärme, Kälte, Kribbeln, Schwere, Druck, Vibration oder das Gefühl, durchströmt zu werden. Andere merken aber auch nichts. Der «Erfolg» der Behandlung ist angeblich umso größer, je mehr gespürt wird (siehe unten).

Es soll auch möglich sein, Fernheilung für Menschen anzufordern, die davon nichts wissen, etwa bewusstlose Opfer von Unfällen oder Säuglinge. Auch Tiere, Pflanzen,

Gebäude und Plätze werden fernbehandelt. Manche Anbieter halten es sogar für möglich, das Wachstum von Bakterien zu beeinflussen. In gravierenden Fällen kümmern sich ganze Gruppen von Heilern um den Betroffenen. Angeboten werden auch «Klang-Fernheilungen», bei denen die Heilerin Klänge spielt, die dem Patienten in der Ferne helfen sollen. Der Patient erhält zusätzlich davon eine CD «mit besonders hoher Schwingung». Es sei auch möglich, ganzen Familien aus der Ferne zu helfen, behauptet Dieter Stahl in «Gesund und fit durch Reiki», damit diese «ihren Lebensplan mit gemeinsamer Stärke besser verfolgen können». Stahl räumt aber ein: «Leider höre ich oft, dass trotz Reiki Beziehungen auseinandergehen.»

Heilsversprechen: «Spontanheilungen sind nicht selten»

Die Fernheiler sind vorsichtig mit konkreten Heilungsversprechen, da die meisten keinen Heilpraktikerschein haben und daher gar keine Krankheiten behandeln dürfen. Mit Berichten über plötzliche Heilungen wird aber dennoch im Kunden große Hoffnung geweckt. Fernheilung soll angeblich unter anderem schon geholfen haben bei Endometriose, Menstruationsbeschwerden, Neurodermitis, Übergewicht, Panikattacken, Depressionen, Schlafproblemen, Migräne, Krebs, Zahnschmerzen, Durchfall, Arthritis, Schuppenflechte, Niereninsuffizienz, Bluthochdruck, Osteoporose, Asthma und Aids. Ein deutscher Anbieter auf den Philippinen wirbt sogar offen: «Haben Sie Rückenleiden, Migräne, Schlafstörungen, Systemkrankheiten, Krebs? Fernheilung ist die Antwort.» Oft fällt auch das Wort «Wunder». Stahl behauptet etwa: «Reiki kann auch Wunder vollbringen, zum Beispiel sind Spontanheilungen durch Reiki nicht selten.»

Auch bei Fernheilern findet sich oft die geläufige pseudotherapeutische Vorstellung, alle körperlichen Krankheiten seien psychisch verursacht. Reiki-Autor Andreas Dalberg: «Also ist jedes körperliche Krankheitssymptom eine Spiegelung eines psychischen Inhalts» – nämlich angeblich verdrängter Anteile des Patienten. Die Schulmedizin hingegen «hat sich angewöhnt, allein die Symptome zu bekämpfen, sie zu unterdrücken». «Manchmal» könne das Überleben zwar nur durch Medikamente gesichert werden, und «ab einem bestimmten Stadium» sollten auch Tumore operiert werden. Aber: «Es gibt keine Krankheiten, die ihre Ursache im stofflichen Bereich haben.»

Oft wird der Patient für den Erfolg der Behandlung entsprechend mitverantwortlich gemacht, etwa durch Aussagen wie: «Als seriöser Heiler mache ich keinerlei Heilsversprechen, aber wenn beim Klienten der Glaube, das Vertrauen, die Demut und der Wille zur Genesung vorhanden ist, so ist der Heilerfolg auch nicht mehr weit entfernt.» Oder: «Nur, wenn du deinen Teil machst, kann auch etwas für dich gemacht werden!» Auch Wiesendanger führt in seinen Veröffentlichungen Studien über Geistheilen generell an, die zeigen, dass die Heilungschancen umso besser sind, je empfänglicher der Patient sich selbst einschätzt, je mehr er sich über geistiges Heilen informiert hat, je mehr er während der Behandlung körperlich spürt und «je zuversichtlicher er vor Behandlungsbeginn ist, dass ihm Geistiges Heilen helfen kann». Tatsächlich deuten diese Ergebnisse eher darauf hin, dass der angebliche Erfolg vor allem auf dem Placebo-Effekt beruht: Dem Patienten geht es besser, weil er glaubt, dass die Geistheilung etwas gebracht hat. Denn warum sollte es für eine höhere Macht, wenn es sie denn gäbe, eine Rolle spielen, ob sich der Behandelte schon über Geistheilen informiert hat? Ein Antibiotikum wirkt ja auch, wenn der Patient nichts über Pilze und Bakterien weiß.

Viele Fernheiler veröffentlichen immerhin auf ihren Webseiten einen rechtlichen Hinweis, dass ihr Handeln keine schulmedizinische Behandlung ersetzt. Allerdings finden sich dennoch oft negative Bemerkungen über medizinische Methoden, die Patienten veranlassen können, diese zu meiden. Etwa, wenn Stahl behauptet, Schmerztabletten würden Geist und Seele «betäuben». «Das sollte nur selten passieren, denn die Schmerzen wollen ja auf etwas ganz Bestimmtes hinweisen.»

Auch Wiesendanger vermeidet zwar eine direkte Kritik an der Schulmedizin – diffamiert sie aber an vielen Stellen indirekt. So führt er zwar in seinem dreibändigen Werk «Fernheilen. Neue Hoffnung für chronisch Kranke» wissenschaftliche Untersuchungen zu unerklärlichen Spontanheilungen auf, die festgestellt haben, dass die Chance darauf immer verschwindend gering ist: Nur einer von 60 000 bis 100 000 Krebskranken werde geheilt. Im nächsten Absatz heißt es aber: «Man kann Patienten gar nicht eindringlich genug davor warnen, solche Zahlenspielereien allzu ernst zu nehmen – und sich von ihnen entmutigen zu lassen.» Statt an der Medizinforschung «orientieren sich Patienten besser an Patienten: an persönlichen Eindrücken und Erfahrungen».

Auch betont Wiesendanger immer wieder, wie gravierend die Nebenwirkungen der Schulmedizin seien. So behauptet er etwa zum Thema «Millionen» chronisch kranker Kinder: «Ihnen kann mit konventioneller Medizin entweder überhaupt nicht geholfen werden – oder nur mit mehr oder minder fatalen Nebenwirkungen und überaus kostenintensiv.» Er selbst, sagt er, würde bei einer schweren Krankheit die Möglichkeiten der Schulmedizin ausschöpfen, «solange der voraussichtliche Nutzen in erträglichem Verhältnis zu unangenehmen Nebenwirkungen (...) liegt». Diese Verdammnis der Nebenwirkungen ist deshalb so gefährlich, weil besonders bei lebensbedrohlichen Erkrankungen, etwa Krebs, die schulmedizinischen Methoden tatsächlich sehr starke Nebenwirkungen haben – aber dem Patienten das Leben retten können. Dennoch fürchten sich (verständlicherweise) manche Patienten so sehr davor, dass sie jedes Argument etwa gegen eine Chemotherapie dankbar aufnehmen und es dann doch vielleicht erst einmal mit einer «sanften» Methode versuchen.

Ausbildung, Kosten und Dauer: Göttliche Energie im Abo

Zahlreiche «Schulen» und Institute bieten in Deutschland Ausbildungen zum Geistheiler an, was oft Fernheilung mit einschließt. Größte Anbieter sind in diesem Segment die Reiki-Schulen, in denen man durch verschiedene «Einweihungsrituale» einen immer höheren «Grad» erreicht. Ab dem zweiten «Grad» soll man auch fernheilen können. Die meisten anderen Fernheiler führen ihre Qualifikation darauf zurück, dass sie quasi angeboren besondere Kräfte hätten, durch ein einschneidendes Erlebnis erleuchtet wurden oder «aufgestiegen» sind. Viele bieten Fernheilung nur als eine von mehreren Techniken an. Nur selten verfügen die Anbieter über irgendeine therapeutische Ausbildung. Vereinzelt wenden offenbar auch Ärzte Fernheilung an. So waren an der EUHEALS-Studie (siehe unten) angeblich sieben praktizierende Ärzte als Fernheiler beteiligt.

Wiesendanger versucht, durchaus mit Erfolg, durch Kritik an besonders verantwortungslosen Anbietern den angeblich «echten» Heilern Seriosität zu verleihen. Er hat sogar eine Datenbank mit empfehlenswerten Heilern angelegt. Seriös soll in dem Sinne schon sein, wenn jemand eine Heilung nicht verspricht und nicht behauptet, einen Arzt ersetzen zu können. Letztlich ist dies aber nur eine Unterscheidung zwischen gefährlichen Scharlatanen und besonders gefährlichen Scharlatanen.

Die Behandlungsdauer pro Sitzung reicht von zehn Minuten bis mehreren Stunden, üblich sind aber rund 50 Minuten. Manche Anbieter bieten auch gleich ein Abo für einen Monat oder gar ein Jahr an, in dem sie dann angeblich regelmäßig Energie senden. Die Kosten für eine Fernsitzung schwanken erheblich, von einer Spende bis zu über hundert Euro. Wiesendanger resümiert: «Nirgendwo in der alternativen Gesundheitsszene wird derart dreist gelogen, betrogen und skrupellos abkassiert wie im Bereich des ‹Fernheilens›.» Damit meint er allerdings nicht die ganze Szene, sondern nur die, die er als unseriös klassifiziert – was wiederum suggeriert, es gebe auch seriöse Fernheiler.

Der Dachverband Geistiges Heilen (DGH) vergibt zwar ein Zertifikat «Anerkannter Heiler DGH». Die Anforderungen dafür sind jedoch minimal, sodass dadurch keinerlei Qualität gesichert ist.

Geistheiler benötigen nach einem Urteil des Bundesverfassungsgerichtes (BverfG) von 2004 keinen Heilpraktikerschein, wenn sie nur durch bestimmte «rituelle Vorgehensweisen» die «Selbstheilungskräfte» stärken und den Patienten ausdrücklich darauf hinweisen, etwa durch einen Hinweis auf der Website, dass ihr Handeln keine ärztliche Behandlung ersetzt. Sie dürfen auch die Schulmedizin nicht abwerten (etwa durch Betonung der Nebenwirkungen) und den Patienten nicht ermutigen, eine ärztliche Therapie abzubrechen. Das Urteil, das in der Geistheilerszene als Freibrief gefeiert wurde, setzt Geistheilern jedoch enge Grenzen. Und: Die Gewerbeaufsichtsämter sind verpflichtet, zu prüfen, ob diese Grenzen auch eingehalten werden.

Anders sieht es mit der Werbung für Geist- und Fernheilung aus: Diese fällt nach einer Entscheidung des BVerfG von 2007 unter bestimmten Umständen unter das Heilmittelwerbegesetz (HWG). Das HWG verbietet die «Werbung für die Erkennung oder Behandlung von Krankheiten, Leiden, Körperschäden oder krankhaften Beschwerden, die nicht auf eigener Wahrnehmung an dem zu behandelnden Menschen oder Tier beruht (Fernbehandlung)». Ebenso verboten ist, mit Krankengeschichten oder Dankesschreiben zu werben oder zu behaupten, dass ein Heilungserfolg «mit Sicherheit erwartet werden kann». Das BVerfG hatte 2007 bestätigt, dass die Behauptung eines Geistheilers, einen Beckenschiefstand korrigieren zu können, unter das HWG fällt und unzulässig ist.

Im Einzelfall müssen immer die Gerichte entscheiden, ob eine bestimmte Werbung eines bestimmten Fernheilers unter das HWG fällt. Die Chancen stehen aber, nach bereits verkündeten Urteilen, nicht schlecht. Danach ist es etwa unzulässig, wenn ein Heiler behauptet, dass seine Methode bei «Störungen jeglicher Art, insbesondere bei Krebs, Aids oder bei Süchten» erfolgreich angewandt werden könne. Ein Verstoß gegen das Heilmittelwerbegesetz ist zwar nur eine Ordnungswidrigkeit. Die rechtliche Lage bietet aber für geschädigte Patienten Chancen, ihr Geld zurückzufordern. Näheres dazu im Kapitel «Suchen Sie Hilfe – aber die richtige!».

Ein weiteres Gesetz, das bei Fern- und Geistheilern greifen kann, ist das Gesetz gegen den unlauteren Wettbewerb (UWG). Dieses verbietet es, den Eindruck zu erwecken, die Wirkung einer Behandlung sei nachgewiesen, wenn dies nicht der Fall ist. So war beispielsweise die Werbung für die angebliche Wirkung von Magnetschmuck unzulässig, weil es dafür keine Beweise gibt. Die Wirkung von Fernheilung ist, wie unten erläutert wird, eindeutig nicht bewiesen.

Ärzten ist jede Fernheilung durch die Musterberufsordnung verboten. Auch in der entsprechenden Verordnung für Heilpraktiker gibt es einen solchen Passus, allerdings ist dieser nicht verbindlich. Rechtlich verboten ist Heilpraktikern aber nach dem HWG eine Werbung für Fernheilung. Anbieter, die ohne Heilpraktikerschein Krankheiten fernbehandeln, verstoßen gegen das Heilpraktikergesetz.

Alle aufgeführten Gesetze hindern aber viele Fernheiler nicht daran, trotzdem «Heilbehandlungen bei allen körperlichen und seelischen Krankheiten und Beschwerden» anzubieten und sich mit Dankesschreiben zu schmücken.

Studienlage: Fernheilung wirkt nicht, nur der Glaube daran

Zu Fernheilungen gibt es ungewöhnlich viele Studien, zum Teil wissenschaftlich fundiert, zum Teil mit drastischen Mängeln. Die entscheidende Frage ist, ob der vermeintliche Erfolg auf einem reinen Placebo-Effekt beruht: Dem Patienten geht es nicht besser, weil die Fernheilung wirklich hilft, sondern weil er glaubt, dass sie hilft – und dadurch eigene Kräfte mobilisiert, die ihm helfen, Beschwerden zu bewältigen. Eine aussagekräftige Studie zur Überprüfung der Fernheilung muss daher mindestens eine Placebo-Kontrollgruppe umfassen: eine Gruppe, der gesagt wird, sie werde fernbehandelt, die aber unbehandelt bleibt, oder eine Gruppe, die offiziell die unbehandelte Kontrollgruppe ist, tatsächlich aber fernbehandelt wird. Zugleich dürfen auch die behandelnden Ärzte nicht wissen, wer tatsächlich fernbehandelt wird, damit sie nicht den Patienten bewusst oder unbewusst beeinflussen. «Doppelblindstudie» nennt dies die Wissenschaft. Würde Fernheilung tatsächlich wirken, so müsste sich in solchen Studien die behandelte Gruppe immer mehr bessern als die unbehandelte, unabhängig davon, was die Patienten selbst glauben.

Interessanterweise scheuen aber die Fernheiler selbst meist Doppelblindstudien. Wenn in ihren Untersuchungen überhaupt eine Kontrollgruppe auftaucht, so weiß diese, dass sie nicht behandelt wird, und wird entsprechend auch keine Besserung erwarten. Die Studie untersucht dann nicht mehr, ob Fernheilung wirkt – sondern ob der *Glaube* an Fernheilung wirkt. Entsprechende Studien sollen daher hier nicht berücksichtigt werden.

Es gibt rund 20 veröffentlichte Studien, die das Kriterium der Doppelblindheit erfüllen. Deren Ergebnisse bewerten Fernheil-Fans wie Wiesendanger gern als «widersprüchlich». Dieses Resümee ist, wie erläutert wird, unzutreffend und beschönigt die Datenlage zugunsten der Fernheilung.

Wiesendanger führt eine Handvoll Studien an, die Unterschiede zwischen Behandlungs- und Kontrollgruppe feststellen, etwa bei postoperativen Schmerzen, Herzproblemen oder künstlicher Befruchtung. Dies sind aber überwiegend ältere Studien mit sehr wenigen Probanden, teilweise nur zehn pro Gruppe. Derart kleine Probandengruppen sind eigentlich unzulässig, denn sie produzieren immer besonders leicht extreme Werte, die nur durch Zufall und nicht durch die Behandlung zustande gekommen sind. Grund ist, dass die persönlichen Merkmale der Probanden stärker zum Tragen kommen, etwa, dass Teilnehmer A in seinem Befinden immer stark schwankt, während Teilnehmer B aus der Kontrollgruppe relativ stabil ist. Bei einer ausreichend großen Stichprobe gleichen sich solche persönlichen Unterschiede gegenseitig aus.

Verbessern die Forscher die Methodik, etwa durch eine größere Zahl von Probanden, so verschwinden die angeblichen Effekte praktisch immer. Eine Auswahl der veröffentlichten neueren Studien mit mehr als 80 Probanden: Studie der Universität Exeter aus dem Jahr 2000 mit 84 Patienten mit Warzen: «Fernheilung hatte keinen Effekt auf die Anzahl oder Größe der Warzen». Studie derselben Universität von 2001 mit 120 Patienten mit chronischen Schmerzen: keine statistischen Unterschiede zwischen Behandlungs- und Kontrollgruppe. Studie der Duke-Universität in Durham (North Carolina) bei über 700 Herzpatienten: keinerlei Wirkung von Fernheilung. Studie des California Pacific Medical Center in San Francisco mit 156 Aids-Patienten: keine Verbesserungen durch Fernheilung. Edzard Ernst, Professor für Alternativmedizin an der Universität Exeter, sichtete 2003 alle damals vorliegenden Studien (davon neun wissenschaftlich korrekte) und kam zu dem Fazit: «Die Mehrzahl der Studien unterstützt nicht die These, dass Fernheilung einen therapeutischen Effekt hat.» Im Gegenteil: Zwei Studien deuteten sogar auf schädliche Effekte hin. Zusammengefasst, so Ernst, spreche die Datenlage gegen die Annahme, «dass Fernheilung mehr ist als ein Placebo».

Wie manipulativ die Fernheilszene mit wissenschaftlichen Informationen umgeht, zeigt eine Untersuchung, an der Wiesendanger selbst beteiligt war: 2001 starteten fünf europäische Universitäten, darunter Freiburg, eine großangelegte Studie zur Fernheilung mit dem Titel «EUHEALS», gefördert immerhin mit Geldern der Europäischen Kommission. EUHEALS sollte testen, ob Fernheilung gegen chronische Erschöpfung und Überempfindlichkeit gegen Chemikalien hilft. Teilnehmer waren 400 Patienten und 400 Fernheiler aus 21 europäischen Ländern. Die Patienten wurden in vier Gruppen eingeteilt: Gruppe 1 wurde ein halbes Jahr fernbehandelt und wusste dies auch. Gruppe 2 wurde genau so lange fernbehandelt, wusste aber nichts davon. Gruppe 3 blieb unbehandelt und wusste dies (Warteliste). Gruppe 4 blieb unbehandelt, wusste aber nicht, ob sie zu Studienbeginn oder erst ein halbes Jahr später behandelt wird. Die Heiler erhielten nur ein Foto und den Vornamen des Patienten sowie die Information, an welcher Krankheit er litt. Dauer und Frequenz der Fernbehandlung blieb ihnen selbst überlassen. 50 Prozent der Heiler setzten Beten, 30 Prozent Reiki, die übrigen andere Techniken ein. Das Befinden der Patienten vor und nach der Studie wurde gemessen mit einem wissenschaftlich fundierten Fragebogen zur körperlichen und seelischen Lebensqualität.

Im Vorfeld und während der Dauer war die EUHEALS-Studie ausführlich Thema in der Fernheilszene. Man erwartete endlich den Nachweis der eigenen Fähigkeiten. In seinem 2004 erschienenen Buch «Fernheilen» widmete Wiesendanger EUHEALS ein ganzes Kapitel und warb, allen Heilern müsse klar sein, «welche Bedeutung EUHEALS für sie selbst, ihre eigene künftige Stellung in der Gesellschaft und insbesondere im Gesundheitswesen hat».

Doch dann wurden, wenn auch mit Verspätung, 2008 die Ergebnisse in einer Fachzeitschrift veröffentlicht. Resultat: Die EUHEALS-Studie konnte für chronische Erschöpfung keinerlei Wirkung der Fernbehandlungen feststellen (zur Überempfindlichkeit gegen Chemikalien wird nichts mehr gesagt): «Es gab keine Unterschiede in der Lebensqualität zwischen der behandelten und der unbehandelten Gruppe», so die Forscher in ihrer Zusammenfassung, die für jedermann im Internet nachzulesen ist (www.ncbi.nlm.nih.gov/pubmed, Suchwort EUHEALS). Ein positiver Effekt trat aber ein, wenn der Patient zu Beginn der Behandlung *erwartete*, dass ihm Fernheilung hilft. Fazit der Forscher: «Fernheilung hat wohl für Patienten mit chronischer Erschöpfung keinen Effekt für die körperliche oder seelische Gesundheit, aber die Erwartung einer Verbesserung führte zu verbesserten Ergebnissen.»

Und die Fernheilszene? So laut sie die Studie zuvor beworben hatte, so konsequent schwieg sie über die Ergebnisse. Auf praktisch keiner entsprechenden Website wird heute darüber informiert. Wiesendanger berichtet auf seiner eigenen Seite zwar über den Start von EUHEALS. Die vernichtenden Ergebnisse hat er aber nicht ergänzt – obwohl er sie seit Jahren kennt und seine Seite ansonsten aktuell ist.

Psychologische Erklärung: Autosuggestion wirkt Wunder

Wenn es keine Fernheilung gibt, wie erklärt sich dann, dass die Patienten genau zum Behandlungszeitpunkt etwas spüren, wie Kribbeln oder Wärme? «Solche Empfindungen entstehen durch innere Konzentration», sagt Sabine Riede, Pädagogin und Leiterin der Sekten-Info Nordrhein-Westfalen. «Auch bei Entspannungsübungen wie autogenem Training sind diese Wahrnehmungen gerade bei Anfängern üblich.» Kribbeln ist ein Zeichen dafür, dass sich die Muskulatur entspannt – «wenn man zum Beispiel eine schwere Tasche länger getragen hat und diese abstellt, kribbelt es im entlasteten Arm». Das Gefühl von Wärme oder Kälte entsteht durch eine Erweiterung oder Verengung des Adersystems: «Wenn sich die Muskulatur entspannt, reguliert sich auch die Durchblutung.»

Die körperlichen Empfindungen während einer Fernheilung sind also echt – nur sind sie nicht vom Heiler, sondern vom Patienten selbst verursacht. Wiesendanger räumt selbst ein, dass sich Kribbeln, Wärme oder Kälte leicht autosuggestiv erzeugen lassen. Dennoch sei es nützlich, wenn der Patient *glaube*, dass er gerade Heilenergie spüre. Solche «inneren Placebos» könnten «auch einen anfangs skeptischen Patienten davon überzeugen, dass mit ihm etwas ‹Übernatürliches› geschieht: Diese Erfahrung baut Vorbehalte ab, ermutigt und macht bereit, sich dem Heiler ganz anzuvertrauen.» Der Fernheiler nutzt also natürliche Empfindungen des Patienten, um seine eigene angebliche Fähigkeit zu beweisen, obwohl er weiß, dass es gar keinen Zusammenhang gibt? Eine vorsätzliche Täuschung des Patienten, die, wie im Folgenden gezeigt wird, fatale Konsequenzen haben kann.

Ähnlich sieht es mit der wahrgenommenen Besserung und den «spektakulären Heilerfolgen» aus. Zum einen beziehen sich diese bei näherem Hinsehen oft auf Beschwerden, die ohnehin von selbst abklingen wie Kopf- und Rückenschmerzen oder Durchfall. Bei chronischen und schweren Krankheiten nehmen in den Berichten oft nur einzelne Symptome, oft nur vorübergehend, ab. Dies ist allerdings auch ohne Geistheilung typisch, betont der Wissenschaftsautor Hugo Stamm in seinem Buch «Achtung Esoterik»: «Der Krankheitsverlauf ist gerade bei schweren Krankheiten selten linear. So sind immer wieder Phasen der Stabilisierung zu beobachten.» Fernheiler und ihre gläubigen Patienten deuten dies aber sofort als Beweis, dass die Behandlung wirkt.

Natürlich haben auch die gezielte Entspannung und die Zuwendung durch den Heiler einen Effekt, sagt Riede: «Das reduziert Stress, und dadurch geht es den Betroffenen besser, und Beschwerden verschwinden, zumindest kurzzeitig. Wenn man aber die zugrundeliegende Problematik nicht aufgreift, ändert sich nichts, oder man muss immer wieder zum Heiler» – so können Betroffene schnell abhängig vom Anbieter werden.

Der häufigste Effekt dürfte darin begründet sein, dass der Patient dieselben Beschwerden als weniger schlimm empfindet oder neu deutet. «Reframing» (deutsch: Neu-Rahmung) nennt das die Psychologie: In einem neuen Rahmen sieht das alte Bild plötzlich viel besser aus. Nun könnte man einwenden, dass dies doch ein tatsächlicher subjektiver Nutzen sei, der Fernheilung rechtfertige. Doch besonders gläubige Patienten sind auch besonders gefährdet, wie im Folgenden erläutert wird.

Risiko: Verfolgt von negativen Energien

Wenn Fernheilung nachgewiesenermaßen keinen Effekt hat, wie kann sie dann schaden? Sie kann erheblich, wenn Betroffene wirklich daran glauben, dass eine andere Person sie über die Distanz erreichen kann. Damit erhält der vermeintliche Heiler große psychische Macht über den Betroffenen, die sich ins Negative kehren kann. Dann nämlich, wenn der Patient die vermeintliche Fernbehandlung auch noch spürt, wenn sie offiziell beendet ist – und sich vom Heiler verfolgt fühlt.

Ein fiktives Beispiel verdeutlicht, dass es dazu schnell kommen kann. Eine junge Frau wendet sich wegen Migräne an einen Fernheiler. Er verspricht, ihr eine Woche lang jeden Abend um 18 Uhr Energie zu schicken. Die junge Frau meint dies spüren zu können, da es jedes Mal im Nacken kribbelt. Die Migräne bessert sich, sodass die Frau die Behandlung nach einer Woche beendet. Der Heiler akzeptiert dies auch durchaus. Doch am folgenden Abend um 18 Uhr spürt die Frau wieder das typische Kribbeln im Nacken. Sie ruft den Heiler an, ob er ihr nochmal etwas geschickt habe? Er verneint. Die junge Frau ist verwirrt. Am folgenden Abend achtet sie genau auf ihre Empfindungen – und wieder kribbelt es. Zwar diesmal im Bein, aber das beruhigt sie keineswegs. Sie ruft wieder den Heiler an, der wieder alles abstreitet. Voller Angst erwartet sie den nächsten Abend. Als es um 18 Uhr nicht kribbelt, ist sie bereits erleichtert, doch dann spürt sie es plötzlich um 22 Uhr. Sie weiß nicht, was sie machen soll. Voller Angst ruft sie eine Freundin an, ob diese kommen könne: In ihrer Wohnung seien fremde Energien.

Fälle wie diese sind passiert und passieren weiter: Bei der Sekten-Info Nordrhein-Westfalen melden sich regelmäßig Menschen, die sich von ihrem Fernheiler verfolgt fühlen. Manchmal drohen die Anbieter auch direkt, wie im Fall einer Frau, die sich wegen Rücken- und Kopfschmerzen an einen Fernheiler gewandt hatte. Dieser, erzählte sie in der Beratung, habe tatsächlich ihre Kopfschmerzen geheilt. Als sie aber die Behandlung beenden wollte, drohte er ihr, seine Fähigkeiten gegen sie einzusetzen. In der Folge fühlte sie sich ständig krank, und eine Stimme gab ihr den Befehl: «Bring dich um.» Sie spürte die Anwesenheit des Heilers in ihrem Haus, vor allem im Schlafzimmer, und hatte Angst, der Mann habe ihr «Dämonen geschickt». Verzweifelt wandte sie sich, Gott sei Dank, an die Sekten-Info.

«In unserer Beratung begann die Frau dann Zusammenhänge zu erkennen zwischen der Abhängigkeit von dem Heiler und den Abhängigkeiten in ihren geschiedenen Ehen», sagt Riede. Sie setzte sich mit den vielen Kränkungen und Verletzungen der Vergangenheit auseinander. Schließlich konnte sie die vermeintlich unheimlichen Phänomene neu deuten als ihre eigene Wut und Enttäuschung, die sie nach außen verlagert hatte. Der Fall war nicht der einzige, in dem ein Anbieter einem Patienten gedroht hatte. «Viele Betroffene empfinden den Heiler auch erst im Nachhinein als potenziell bedrohlich», weiß Riede. Die Expertin rät generell von Fernheilungen ab, ganz besonders aber bei psychischen Problemen und Traumata.

Auch Wiesendanger berichtet von zahlreichen Beispielen, in denen sich Patienten nach Abbruch der Behandlung vom Fernheiler verfolgt fühlen – mit dramatischen Auswirkungen. Eine Frau spürte täglich «zwei bis vier Stunden Strahlung», obwohl die Heilerin ihr versicherte, nichts zu unternehmen. Ein Architekt empfand plötzlich Schläge gegen die Brust, erkannte auf seinem Sessel eine Teufelsfratze. Auch einen Auftragseinbruch führte er auf den Heiler zurück. Eine andere Betroffene sah dunklen Rauch durch ihre Wohnung wabern, schließlich tauchten dort sogar «gespenstische, bedrohliche Gestalten» auf. Teilweise hatte der Fernheiler den Betroffenen gedroht, ihnen von nun an zu schaden, teilweise aber auch nicht. Eine

Frau berichtet, die Beschwerden hätten genau dann angefangen, als sie für sich beschlossen habe, den Heiler wegen fahrlässiger Tötung anzuzeigen.

Für Wiesendanger sind diese geschädigten Patienten aber kein Grund, vor Fernheilungen generell zu warnen. Im Gegenteil: Er bestärkt Ratsuchende noch in dem Glauben, dass es möglich sei, jemanden allein durch negative Energie zu schaden oder ihn sogar umzubringen. Die konkreten Fälle hält er aber trotzdem «fast immer für wahnhaft»: «Psychologische Studien deuten darauf hin, dass Betroffene bestimmte Persönlichkeitsstrukturen ausweisen, die sie allem Anschein nach für derartige Heimsuchungen besonders empfänglich machen.» Über eine Frau, die täglich zehn Stunden «niedere Strahlung» von ihrer ehemaligen Behandlerin spürte, sagt er gar hämisch: «Als ob die Heilerin nichts Besseres zu tun hätte.»

Wie aber sollten die Patienten plötzlich erkennen, dass ihre Empfindungen selbst verursacht sind? Dies würde rückwirkend die ganze Fernheilung in Frage stellen. Zur Erinnerung: Wiesendanger empfiehlt, eigene Empfindungen des Patienten während der Behandlung als «Beweis» für die Fernverbindung darzustellen, damit sich der Patient ganz öffnet. Dieser erzeugte Glaube des Patienten macht im Anschluss das Fernstalking erst möglich.

Man muss nicht unbedingt psychisch labil sein, um sich spirituell verfolgt zu fühlen, betont Riede: «Eine menschliche Eigenschaft ist die Suche nach ursächlichen Zusammenhängen.» Das ist überlebenswichtig, damit unsere Umwelt erklärbar und vorhersehbar bleibt. «Sobald wir etwas erleben, das uns verwundert, möchten wir es erklären, damit wir es kontrollieren können.» Dabei verknüpfen alle Menschen zuweilen Dinge, die gar nichts miteinander zu tun haben, denn keine Erklärung zu haben, ist noch schwerer auszuhalten. Bei der Fernheilung wird ein solcher Erklärungsfehler fatal.

In der Beratung sucht die Sekten-Info Nordrhein-Westfalen mit den Betroffenen nach alternativen Erklärungen für das Erlebte. «Das muss aber in kleinen Schritten erfolgen», sagt Riede. Der Patient lernt, wie er seine Ängste vor dem Heiler bewältigen kann. Gegebenenfalls vermittelt die Sekten-Info auch zur Psychotherapie und hilft dem Patienten, juristisch gegen den Anbieter vorzugehen.

Wer sich selbst verfolgt fühlt, sollte keinen Kontakt mehr zum Heiler aufnehmen, empfiehlt Riede. «Achten Sie darauf, was Ihnen guttut und was Ihnen hilft, sich besser und sicherer zu fühlen. Sprechen Sie mit Freunden über das Erlebte.» Betroffene können sich auch bundesweit telefonisch bei der Sekten-Info beraten lassen (Tel. 0201-23 46 46).

Wie banal und suggestiv Aussagen von Fernheilern zuweilen sind, kann man auf YouTube ansehen. Ein Fernheiler mit bedeutungsvollem Blick behandelt dort in einer Sitzung eine Frau, die Probleme hat, den passenden Mann zu finden. Zugleich spricht er mit der Betroffenen per Telefon.

«Dein Vater hat dich geliebt. Aber er konnte mit dir nicht so gut umgehen, oder?»

(Deshalb habe die Klientin jetzt Probleme mit Männern.) Allerdings: «Mit den Traummännern ist es ja auch nicht immer das Wahre.» Wenig später: «Jetzt wird's besser, ne?» Die Klientin spürt Vibrationen im Kopf: «Ich bin jetzt in deinen Nerven drin.» Dann: «Jetzt löst es sich. Du merkst, dass es warm wird, oder? Wow, da haben wir ja wirklich was erreicht!»

Suchen Sie Hilfe – ABER DIE RICHTIGE!

Was ist überhaupt Psychotherapie?

Was Psychotherapie ist und was nicht – und auch, wer sie ausüben darf –, ist in Deutschland im Psychotherapeutengesetz festgelegt. Psychotherapie ist danach «jede mittels wissenschaftlich anerkannter psychotherapeutischer Verfahren vorgenommene Tätigkeit zur Feststellung, Heilung oder Linderung von Störungen mit Krankheitswert, bei denen Psychotherapie indiziert ist». Das bedeutet: Psychotherapie ist ein Verfahren für Menschen, denen es so schlechtgeht, dass man von einer Krankheit spricht. Selbsterfahrungsangebote für Gesunde zählen nicht dazu, auch wenn sie durchaus ihre Berechtigung haben. Psychotherapie muss dazu führen, dass es dem Patienten bessergeht und dass seine Beschwerden abnehmen, auch wenn eine Heilung nicht immer möglich ist. «Schön, dass wir darüber geredet haben» reicht also nicht. Wenn Anbieter von Pseudo-Techniken also sagen, dass sie nur «etwas klären» oder «Ordnung ins System» bringen wollen, so ist dies keine Psychotherapie (von der fehlenden wissenschaftlichen Grundlage abgesehen). Psychotherapie schließt allerdings auch Maßnahmen ein, die eine Störung nur diagnostizieren – wobei dem in der Regel aber eine Behandlung folgt.

Vor allem aber bedeutet das Gesetz: Psychotherapie

muss erwiesenermaßen wirksam sein. Handlungsweisen, die sich jemand selbst ausdenkt und an Betroffenen ausprobiert, sind daher keine Psychotherapie. Bevor ein psychotherapeutisches Verfahren das Gütesiegel «wirkt» erhält, muss es in Deutschland ein umfangreiches Prüfverfahren durchlaufen. Dies dient dem Schutz des Patienten vor wirkungslosen oder gar schädlichen Techniken.

Wie werden Psychotherapien geprüft?

Ob ein Auto funktioniert oder nicht, kann man schnell erkennen: Man setzt sich hinein und fährt los. Auch bei einem Schmerzmittel merken Sie entweder nach zehn Minuten Besserung oder nicht. Aber woher weiß ich, ob eine Psychotherapie wirkt? Kann ich dies nur mit Versuch und Irrtum herausfinden, was viel Zeit, vielleicht Geld und Nerven kostet? Nein. Genau wie Medikamente werden Psychotherapien von der Wissenschaft geprüft, in Studien mit Versuchspersonen. Erst wenn viele solcher Studien mit mehreren Tausend Patienten für eine Therapie vorliegen, gibt es grünes Licht.

Nun behaupten ja auch unseriöse Anbieter oft, ihr Verfahren sei «durch Studien gesichert». Aber erstens sind das meist nur eine oder zwei Studien, was viel zu wenig ist. Und zweitens ist Studie nicht gleich Studie. Es reicht nicht, ein paar Teilnehmer zu befragen und die Ergebnisse zusammenzuzählen. Eine seriöse wissenschaftliche Studie muss viele Punkte beachten. Sie muss ganz bestimmte Regeln befolgen, sonst gilt sie nicht. Das ist durchaus wörtlich zu nehmen: Bei der offiziellen Prüfung, ob eine Psychotherapie wirkt oder nicht (s. u.), werden nur einwandfreie Studien berücksichtigt. Wenn man diese Regeln kennt, kann man auch unseriöse Studien relativ leicht erkennen und durchschauen.

Wichtiges Messinstrument der Psychotherapie: der gute Fragebogen

Studien, die die Wirksamkeit von Psychotherapien prüfen, verlaufen grundsätzlich sehr ähnlich wie solche zu Medikamenten. Die Forscher, meist Ärzte oder Psychologen, sammeln zuerst eine ausreichend große Zahl betroffener Patienten. Mindestens sechzig, besser aber über hundert sollten es schon sein, damit die individuellen Unterschiede ausgeglichen werden. Nur dann lassen sich Erkenntnisse aus der Studie verallgemeinern für alle Patienten mit der entsprechenden Störung. Studien mit wenigen Patienten, die dafür intensiv befragt werden, sind zwar auch möglich und durchaus seriös. Sie sind aber immer nur eine Ergänzung zu Studien mit vielen Patienten. Als alleiniger Nachweis für die Wirksamkeit einer Therapie reichen Einzelfallstudien nicht.

Vor Beginn der Therapie wird festgestellt, ob die Patienten überhaupt krank sind, ob ihre Beschwerden so stark sind, dass sie eine Psychotherapie brauchen. Bei welchen Symptomen welche Krankheit diagnostiziert wird, ist festgelegt im Internationalen Klassifikationssystem für Krankheiten, kurz ICD 10 (10 steht für die 10. Version, die zurzeit gilt). Darin steht etwa genau, welche Symptome für die Diagnose «Depression» vorliegen müssen. Nur kranke Patienten dürfen an der Studie teilnehmen – denn die Psychotherapie soll ja beweisen, dass sie genau dieser Personengruppe hilft und nicht solchen, denen es noch relativ gutgeht. Eine solche Diagnose findet bei Studien von Pseudo-Therapeuten so gut wie nie statt. Sie könnten sie auch gar nicht stellen, da die meisten von ihnen gar nicht wissen, welche Symptome genau für eine Depression oder eine Magersucht vorliegen müssen.

In wissenschaftlichen Studien hingegen wird sogar die Schwere der Krankheit gemessen. Dass und wie das geht, können sich Laien oft nicht vorstellen. Die Größe eines Tumors kann ich mit dem Lineal bestimmen. Aber die Schwere einer Depression? Auch die kann man messen. Eines der wichtigsten Instrumente in Studien ist der wissenschaftliche Fragebogen, den der Patient ausfüllt. Er soll zum Beispiel angeben, ob er der Meinung ist, dass man sich auf andere Menschen verlassen kann oder eher nicht. Wie gut er schläft. Ob und wie oft er daran denkt, sich das Leben zu nehmen. Meist kann er zu jeder Aussage nicht nur ja oder nein sagen, sondern seine Antwort in fünf bis sechs Schritten abstufen zwischen «Stimmt voll und ganz» und «Stimmt gar nicht». Aus den Antworten wird ein Punktwert errechnet. Für die verschiedenen psychischen Beschwerden gibt es spezielle Fragebogen, etwa das «Beck Depressions Inventar» oder die «Hamilton Angst Skala», die nach ihren Entwicklern benannt sind. Für jeden Fragebogen ist angegeben, welcher Punktwert noch normal ist und ab wann die Grenze etwa zur Krankheit überschritten ist. Für die Diagnose des Einzelfalls reicht der Fragebogen allein natürlich nicht – ein Psychotherapeut oder Arzt wird ihn immer nur zusätzlich verwenden. Um aber anschließend das Befinden einer großen Gruppe zu erfassen, ist er geeignet. Es gibt insgesamt über tausend wissenschaftliche Fragebogen zu psychischen Beschwerden. Die meisten Forscher nutzen diese Vorlagen. Sie schreiben also nicht selbst einen Fragebogen, sondern nehmen die, die andere schon entwickelt haben.

Denn einen guten Fragebogen zu entwerfen, ist eine

Wissenschaft für sich. Deshalb haben solche wissenschaftlichen Fragebogen wenig zu tun mit jenen «Billig-Fragebogen», die man oft in Zeitschriften oder eben auch bei Scharlatanen findet. Wissenschaftliche Fragebogen werden sehr aufwendig entwickelt und sind daher sogar urheberrechtlich geschützt. Es wird an Hunderten, manchmal Tausenden Patienten getestet, ob die Fragen auch richtig formuliert sind – damit man sicher ist, dass der Bogen auch wirklich das abbildet, was man wissen möchte. Psychologiestudenten müssen zwei Semester lang die Konstruktion und Auswertung solcher Fragebogen lernen! Das sollten Sie im Hinterkopf haben, wenn Scharlatane sie mit selbstgebastelten Fragebogen beeindrucken wollen.

Wie sieht ein schlechter Fragebogen aus, wie man ihn oft bei Pseudo-Therapien findet? Typisch sind sehr pauschale Fragen wie «Hat Ihnen die Therapie geholfen?» – «Fühlen Sie sich jetzt besser?» Ein wissenschaftlicher Fragebogen will es viel genauer wissen. Ein weiterer typischer Fehler schlechter Fragebogen ist, dass die Befragten alle das Gleiche ankreuzen. Die Psychologen sagen, der Fragebogen ist «nicht trennscharf». Auch bei der Entwicklung neuer wissenschaftlicher Fragebogen tritt dieses Problem oft auf – die Fragen werden dann entsprechend umformuliert. Denn nicht trennscharfe Fragen sind gefährlich, sie führen oft zu positiv verzerrten Ergebnissen. Ein weiteres Phänomen ist, dass der Mensch die Tendenz hat, auf eine Frage eher mit «Ja» zu antworten als mit «Nein». Gute Fragebogen fragen deshalb immer in beide Richtungen, schlechte nur in eine – meist die positive, weil die Anbieter ja positive Ergebnisse haben wollen.

Merkmal wissenschaftlicher Studien: die zufällige Kontrollgruppe

Mit einem guten Fragebogen ist es also möglich, das seelische Befinden wissenschaftlich fundiert zu messen. Kommen wir zum zweiten Schritt einer Studie. Die Forscher teilen die Probanden in zwei etwa gleich große Gruppen. Die eine Hälfte erhält eine Behandlung, die andere bleibt zunächst auf der Warteliste. Diese Gruppe wird «Kontrollgruppe» genannt. Sie ist sehr wichtig, um herauszufinden, ob die Verbesserung wirklich durch die Therapie verursacht wird – und nicht dadurch, dass die Monate verstreichen und sich die Betroffenen von selbst berappeln. Bei Medikamenten bekommt die Kontrollgruppe häufig ein Placebo, etwa eine Tablette, die genauso aussieht wie die echte, aber keinen Wirkstoff enthält. Dadurch soll der Effekt ausgeschlossen werden, dass eine Verbesserung nur dadurch verursacht wird, dass der Patient sie erwartet. Auch bei psychotherapeutischen Studien versucht man, eine Placebo-Kontrollgruppe zu schaffen, etwa, indem diese nur Entspannungsübungen oder andere Verfahren absolviert, die aber keine Psychotherapie sind. Allerdings ist dies kein absoluter Placebo, denn auch eine Entspannungsübung hat ja eine Wirkung. Meist vergleicht man daher in psychotherapeutischen Studien mit einer gänzlich unbehandelten Kontrollgruppe.

Die Zuweisung zur Behandlungs- oder Kontrollgruppe muss zufällig, «randomisiert» erfolgen. Sonst besteht die Gefahr, dass der Versuchsleiter die Probanden, und sei es unbewusst, danach verteilt, welche Ergebnisse erwünscht sind (etwa alle weniger Kranken in die Behandlungsgruppe sortiert). Unverzichtbar ist, dass Kontroll- und Behandlungsgruppe in Merkmalen wie Alter, Geschlecht, Einkommen oder Stärke der Beeinträchtigung etwa gleich sind. Denn sonst wüsste man am Ende der Studie nicht, ob gefundene Unterschiede wirklich durch die Therapie verursacht sind – oder vielleicht nur durch ein verschiedenes Durchschnittseinkommen oder durch die Tatsache, dass in der Kontrollgruppe mehr Männer, in der Behandlungsgruppe aber mehr Frauen waren.

Eine andere Möglichkeit ist, die Kontrollgruppe mit einer anderen Methode zu behandeln, deren Wirkung bereits nachgewiesen ist. Dann kann man eine Art Positiv-Vergleich ziehen: Die neue Therapiemethode müsste mindestens so viel helfen wie die bereits etablierte.

Typisch für Studien von unseriösen Anbietern ist, dass es gar keine Kontrollgruppe gibt – es werden einfach alle befragt, die an der Therapie teilgenommen haben. Dies zeigt, wie wenig die Anbieter wirklich über psychologische Forschung wissen. Zwar gibt es auch in der Wissenschaft Situationen, bei denen aus ethischen Gründen keine Kontrollgruppe möglich ist, weil man nicht eine Gruppe unbehandelt lassen kann und es keine etablierte Therapieform gibt. Die Forscher werden das dann aber zumindest erklären. Und wann immer es vertretbar ist, eine Gruppe erst später zu behandeln und zu vergleichen, werden seriöse Forscher diese Möglichkeit nutzen.

Unseriöse Anbieter achten auch nicht darauf, dass Kontroll- und Behandlungsgruppe gleich sind. Wenn solche Faktoren die Studie verzerren, kann man die Ergebnisse nicht verwenden. Selbst eine ansonsten wissenschaftliche Studie würde bei einem solchen Fehler durchfallen.

Echter Unterschied oder nur Zufall?
Nach Abschluss der Therapie und nochmal nach üblicherweise sechs und zwölf Monaten messen die Forscher erneut das Befinden aller Patienten per Fragebogen. Oft

kommt es dabei vor, dass ein Teil der Patienten bei der Studie nicht mehr mitmachen möchte oder nicht erreichbar ist – die sogenannte Drop-Out-Quote. Diese Abbrecher werden nach einem speziellen statistischen Verfahren dennoch auch am Ende berücksichtigt, da sonst die Ergebnisse positiv verzerrt wären. Oft werden ihre Daten auch ganz aus der Studie herausgenommen. Welchen Einfluss unsaubere Berechnungen haben, kann man bei einer Studie zum Quadrinity-Prozess beobachten: Die verbesserten Durchschnittswerte am Ende der Studie waren höchstwahrscheinlich nur dadurch zustande gekommen, dass viele Patienten und vor allem die depressiven abgebrochen hatten.

Meist bricht aber nur ein kleiner Teil der Probanden ab, sodass genügend Personen übrig bleiben. Für diese errechnen und vergleichen die Forscher dann die Durchschnittswerte der Behandlungs- und der Kontrollgruppe. Dabei wird nicht nur der reine Wert berücksichtigt, sondern auch, wie stark die einzelnen Werte streuen, in welcher Spanne die meisten Patienten liegen und vieles mehr. Es reicht nicht, wenn sich beide Gruppen quasi nach Augenschein unterscheiden. Ob der Unterschied ausreichend groß und wahrscheinlich nicht zufällig ist, wird mit einer eigenen Formel berechnet. Dabei ist genau festgelegt, ab welchem Wert der Unterschied «gilt» – man sagt, er ist «signifikant». Das Wort wird zwar auch im Alltag und auch in anderen Wissenschaften oft benutzt. In der Psychologie darf man es aber nur dann verwenden, wenn die Berechnung nach der speziellen Formel den Unterschied nachgewiesen hat. Fehlt diese Bezeichnung in der Auswertung einer Studie, so sollten Sie misstrauisch werden: Der Forscher hat dann offenbar nur nach Augenschein entschieden, was unseriös ist.

Erst wenn die Signifikanz bewiesen ist, trauen sich die Forscher zu sagen: «Ja, die Therapie scheint einen positiven Einfluss zu haben.» Sie merken: Das ist sehr vorsichtig formuliert. Aber gerade das ist ein Zeichen von Seriosität. Die Forscher wissen, dass ihr Ergebnis erst mal nur eines ist. Eine Studie allein reicht nie, um die Wirkung einer Therapieform zu beweisen! Denn andere Studien haben vielleicht widersprüchliche Ergebnisse. Erst wenn viele seriöse Studien vorliegen und es nur wenig Widersprüche gibt, sagt man: «Diese Therapie wirkt.»

Möchte man wissen, wie stark eine Therapie wirkt, verwendet man die sogenannte «Effektstärke», eine speziell berechnete Mittelwertdifferenz zwischen Behandlungs- und Kontrollgruppe. Die Effektstärke gibt an, um wie viel es der Behandlungsgruppe bessergeht als der Kontrollgruppe. Eine Effektstärke von 0 bedeutet keine Wirkung, 0,5 eine mittlere und über 0,8 eine große Wirkung. Nachteil der Effektstärke ist, dass sie für den Laien wenig anschaulich ist und sich nicht direkt in eine prozentuale Besserung übersetzen lässt. Anschaulicher wird es, wenn man weiß, wie die Effektstärke ursprünglich entwickelt wurde – nämlich an den Größenunterschieden von 13- bis 18-jährigen Mädchen in den USA. Eine Effektstärke von 0,2 war der Unterschied zwischen 14- und 15-Jährigen, 0,5 der zwischen 14- und 18-Jährigen und 0,8 der Unterschied zwischen 13- und 18-Jährigen. Die Effektstärke wird oft genutzt, wenn man die Wirkung verschiedener Behandlungen vergleichen will oder für eine Gruppe von Therapien den Nutzen angeben soll – etwa für alle kassenfinanzierten Psychotherapien (siehe unten).

Die unseriösen Anbieter arbeiten nur selten mit diesen notwendigen Formeln. Sie berechnen, wenn überhaupt, nur einmal den simplen Durchschnitt von Behandlungs-

und Kontrollgruppe, finden ihn persönlich groß genug und behaupten gleich: «Unsere Therapie wirkt!» Nachuntersuchungen nach mehreren Monaten finden so gut wie nie statt. Sie sind aber sehr wichtig. Denn was nützt eine Therapie, deren Wirkung nur zwei Monate anhält? Genau so ist es aber bei vielen Pseudo-Therapien: Sie produzieren kurzfristig einen positiven Effekt, auch ausgelöst durch das intensive Erlebnis. Da aber die wirklichen Ursachen etwa der Depression nicht behandelt wurden, geht es dem Betroffenen nach einem halben Jahr wieder so schlecht wie davor. Oder eben schlechter.

Auf die Autoren der Studie achten!
Wichtig ist am Ende noch ein Punkt: Wer führt die Studie durch? Ist es das Institut, das die Therapie selbst anbietet? Dann ist Skepsis geboten, denn die Inhaber haben ein persönliches finanzielles Interesse an positiven Ergebnissen. Die Versuchung für sie, die Studie entsprechend zu gestalten, und sei es unbewusst, ist groß. Idealerweise sollten die Forscher immer von außen kommen, am besten von einer Universität. Alle Therapien, die von der Krankenkasse bezahlt werden, sind von Universitäten geprüft worden, aber nur die wenigsten alternativen Techniken.

Sie sehen: In einer guten Studie steckt sehr viel Arbeit. Viele Punkte müssen beachtet werden. All diesen Aufwand treibt die Wissenschaft für den Patienten auch in der Psychotherapie – damit eben nicht jeder selbst herausfinden muss, was hilft und was nicht. Nutzen Sie dieses Expertenwissen für sich!

Wirkt Psychotherapie?

Ja. Eine wissenschaftlich anerkannte, fachgerecht durchgeführte Psychotherapie bei einem guten Psychotherapeuten oder einer guten Psychotherapeutin wirkt sehr gut gegen psychische Beschwerden wie Ängste, Depressionen, Essstörungen oder mangelndes Selbstwertgefühl. Die durchschnittliche Effektstärke von Psychotherapien liegt bei 0,88. Das ist erfolgreicher als etwa Bypass-Operationen (0,8). Ruft man sich in Erinnerung, wie Effektstärken entwickelt wurden, kann man also sagen: Durch eine Psychotherapie «wächst» der Patient seelisch so viel wie ein Mädchen zwischen 13 und 18 Jahren körperlich. Das bedeutet leider nicht, dass alle Patienten vollständig geheilt werden. Aber ein Patient, der sich in eine kassenfinanzierte Therapie begibt, hat gute Chancen, dass es ihm innerhalb einiger Monate spürbar bessergeht.

Es gibt allerdings einen kleinen Prozentsatz von Patienten, die weder auf eine Psychotherapie noch auf Psychopharmaka ansprechen. Dass diese Menschen nach neuen, noch nicht gesicherten Behandlungsmethoden suchen und bereit sind, sie auszuprobieren, ist mehr als verständlich. Sie sind aber auch genau die Gruppe, die das größte Risiko hat, bei gefährlichen esoterischen Methoden Schaden zu erleiden. Was viele nicht wissen: Auch die seriöse Wissenschaft sucht für diese Patienten nach neuen, effektiven, durchaus auch unkonventionellen Behandlungsmethoden. Sie gibt diese Patienten also nicht auf, wie Pseudo-Therapeuten oft behaupten. So wird derzeit beispielsweise untersucht, ob eine elektrische Tiefenhirnreizung bei schweren Depressionen und Zwangsstörungen hilft. Solche Versuche finden aber, im Gegensatz zu Pseudo-Therapien, unter genauer Kontrolle von Ärzten und Psychotherapeuten statt, und die Wirkung wird im Doppelblindversuch geprüft. Der seriösen Wissenschaft gelingt es dadurch immer wieder, neue, nachweislich wirksame Behandlungsformen zu finden – wie etwa die EMDR-Therapie gegen Posttraumatische Belastungsstörung. Seriöse Forscher verwerfen aber, im Gegensatz zu Pseudo-Therapeuten, einen Ansatz auch, wenn er sich als wirkungslos oder gar schädlich herausstellt.

Welche Psychotherapien sind wissenschaftlich anerkannt?
Ob eine Therapie erwiesenermaßen wirksam ist, also ob genügend fundierte und erfolgreiche Studien vorliegen, prüft in Deutschland der Wissenschaftliche Beirat Psychotherapie, ein Gremium aus zwölf Vertretern der Bundesärztekammer und der Bundespsychotherapeutenkammer. Dort können beispielsweise Berufsverbände beantragen, dass eine neue Therapieform anerkannt wird. Wie der Beirat dabei vorgeht und welche Nachweise eine Therapie erbringen muss, ist genau festgelegt und transparent: Jeder kann es auf der Webseite des Beirates nachlesen (www.wbpsychotherapie.de). Alle Therapien müssen sich also derselben Prozedur unterziehen. Von den genannten vorgestellten Pseudo-Therapien hat keine auch nur einen Antrag beim Beirat gestellt. Dieser wäre auch zum Scheitern verurteilt, da sie die Voraussetzungen nicht einmal annähernd erfüllen.

Der Beirat unterscheidet zwischen Psychotherapie*verfahren*, Psychotherapie*methoden* und Psychotherapie*techniken*. Verfahren müssen über ein umfassendes Konzept von Entstehung und Behandlung seelischer Krankheiten verfügen und auf ein breites Spektrum von Störungen anwendbar sein – wie die Verhaltenstherapie, mit der man sowohl Panikattacken als auch Zwänge oder Essstörungen behandeln kann. Methoden beziehen sich nur auf eine oder mehrere Störungen, wie etwa die Hypnotherapie zur Behandlung der Zigarettenabhängigkeit. Eine Technik ist eine konkrete Vorgehensweise innerhalb eines Verfahrens oder einer Methode, beispielsweise die Konfrontation des Patienten mit einem angstauslösenden Objekt während einer Verhaltenstherapie. Der Beirat entscheidet bei einem Antrag, ob es sich bei der vorgestellten Therapie um ein Verfahren, eine Methode oder eine Technik handelt.

Die Ausführung macht klar: Bei den allermeisten hier vorgestellten Pseudo-Therapien handelt es sich noch nicht einmal um Methoden, sondern bestenfalls um Techniken. Denn die Vorgehensweise der Anbieter ist äußerst beschränkt: Sie stellen fünf Fragen (*The Work*), ordnen Familienmitglieder im Raum (Familienaufstellung) oder drücken ein Kind zu Boden (Festhaltetherapie). Weitere Techniken haben sie nicht. Für eine Therapie ist das entschieden zu wenig, ganz abgesehen von den weiteren Mängeln und Risiken.

Der Beirat führt nicht selbst Studien durch, sondern sichtet und bewertet, welche Studien zu einer bestimmten Therapieform bereits vorliegen. Studien, die nicht den eingangs vorgestellten wissenschaftlichen Standards entsprechen, werden ausgesiebt. Für die Entscheidung, ob die Studienlage ausreicht oder nicht, gelten unter anderem folgende Kriterien:

Die Therapie muss an Patienten erprobt worden sein, die wirklich krank waren (und nicht nur etwas beeinträchtigt).

Die Therapie muss für diese Krankheit «Heilung oder Linderung» gebracht haben.

Für die Entscheidung, ob die Therapie etwas gebracht hat oder nicht, reicht nicht der bloße Eindruck des Patienten. Der Effekt muss durch wissenschaftliche Messinstrumente (wie eben den Fragebogen) nachweisbar sein – und er muss sich bei einer anderen Patientengruppe wiederholen lassen.

Die Veränderung bei den Patienten muss tatsächlich auf die Therapie zurückzuführen sein und nicht auf andere, zufällige Umstände. Das wird zum Beispiel durch die Kontrollgruppe nachgewiesen.

Die Therapie muss in der Praxis ebenso durchführbar sein wie in der Studie.

Die Therapie darf keinen Schaden anrichten. Schon wenn nur zehn Prozent der Studien (in der Praxis reichen meist zwei!) zeigen, dass eine Methode «erhebliche schädliche Effekte» hat, ist sie in der Regel durchgefallen. Dies macht deutlich, wie wichtig die Experten den Schutz des Patienten vor einer eventuellen Gefährdung durch eine neue Therapieform nehmen: Schon wenige Fälle von Geschädigten sind zu viel!

Wenn Pseudo-Therapeuten also argumentieren, viele angeblich zufriedene Patienten würden einige Geschädigte aufwiegen, so zeigen sie, wie wenig sie von psychotherapeutischen Standards wissen.

Der Beirat prüft genau, für welche Störungen eine Therapie ihre Wirksamkeit und Unschädlichkeit bewiesen hat –

und erteilt dann die Anerkennung auch nur für diese Störungen, nicht für alle Krankheiten. Wenn also eine Methode gut gegen Depressionen wirkt, ist sie noch lange nicht geeignet, Essstörungen zu behandeln. Vor diesem Hintergrund können Sie selbst beurteilen, was davon zu halten ist, wenn die Anbieter von Pseudo-Therapien behaupten, ihre Methode sei «für alles» geeignet.

Neun Psychotherapieformen sind zurzeit offiziell anerkannt, drei werden von den gesetzlichen Kassen bezahlt. Diese drei werden auch «Richtlinienverfahren» genannt.

Seriöse Wissenschaft?

Die Regeln für die Durchführung einer Studie sind wissenschaftlich klar definiert. Aber nicht nur esoterische Anbieter missachten diese Regeln. Auch «seriöse» Wissenschaftler und Universitäten nehmen es oft nicht so genau, wählen Probanden tendenziös aus, arbeiten mit zu geringen Stichprobengrößen, berechnen unsauber, unterschlagen unliebsame Ergebnisse oder nehmen Geld von Dritten, die ein Interesse an einem positiven Ergebnis haben. Aber: Studien mit solchen Mängeln werden von den zuständigen Gremien bei der Bewertung einer Therapie oder eines Medikamentes nicht anerkannt und nicht berücksichtigt. Einfluss gewinnen nur solche Studien, die nach allen Regeln der Kunst durchgeführt wurden – um für den Patienten maximale Sicherheit zu erreichen. Ein Beispiel, wie streng der Wissenschaftliche Beirat Psychotherapie dabei vorgeht: Für die Prüfung, ob Psychodrama gegen psychische Krankheiten wirkt, legte der Fachverband 50 Studien vor. Keine einzige, so der Beirat, erfüllte die «Mindestanforderungen für die Begutachtung von Wirksamkeitsstudien im Bereich der Psychotherapie» des Wissenschaftlichen Beirates Psychotherapie. Urteil des Beirats:

«Die vorgelegten Unterlagen belegen nicht, dass die Psychodramatherapie die Minimalkriterien eines wissenschaftlichen Psychotherapieverfahrens erfüllt.»

Folgende Therapien sind anerkannt und werden von der Kasse bezahlt:

Psychoanalyse
Die Psychoanalyse sieht in psychischen Beschwerden einen Ausdruck unbewusster Konflikte. Ursache sind Fehlentwicklungen oder traumatische Erfahrungen während der Kindheit, durch die der Patient falsche Reaktionsmuster ausgebildet hat. Nehmen wir an, jemand hat als Kind immer nur Leistung gezeigt und wenig Schwächen, weil er nur dann von seinen Eltern Anerkennung bekam. Heute zeigt er sich in seiner Partnerschaft stets stark und überlegen – und fühlt sich doch nie wirklich geliebt. Um solche Muster bewusstzumachen und dann zu verändern, versetzt die Psychoanalyse den Patienten gezielt seelisch in seine Kindheit zurück, die sogenannte Regression. Der Therapeut übernimmt dabei bewusst die Rolle der damaligen Bezugsperson, etwa des Vaters (Übertragung). Der Patient verhält sich dadurch vermutlich in der gewohnten Weise: Er versucht, gegenüber dem Therapeuten Leistung zu zeigen. Durch die besondere Situation wird ihm dies aber selbst bewusst. Er kann ausprobieren, wie der Therapeut reagiert, wenn er doch Schwächen zeigt. Dadurch soll die Ursprungsprägung durch die Eltern ihre Macht verlieren, der Patient wird frei für Neues. Bei der klassischen Psychoanalyse liegt der Patient auf einer

Couch, der Therapeut sitzt hinter ihm. Mittlerweile findet die Therapie auch häufig im Sitzen statt. Die Kasse bezahlt bis zu 300 Stunden bei zwei bis fünf Sitzungen pro Woche.

Tiefenpsychologisch fundierte Therapie
Die tiefenpsychologisch fundierte Therapie beruht auf denselben Grundannahmen wie die Psychoanalyse, versetzt den Patienten aber nicht oder nur wenig in die kindliche Rolle zurück. Im Vordergrund steht die Bewältigung eines aktuellen Konfliktes, der aber auch in Bezug zu biographischen Erfahrungen gesetzt wird. Nehmen wir an, eine Frau schafft es nie, nein zu sagen, auch wenn die Belastungen viel zu viel sind und andere ihre Gutmütigkeit ausnutzen. Die Therapeutin würde sie zum Beispiel fragen: «Woher kommt diese Stimme, die sagt, dass Sie es immer allen recht machen müssen?» Die Klientin entdeckt, dass es ihre Mutter ist, und übt in einem gespielten Dialog, der Mutter oder den Kollegen zu widersprechen. Die Therapie findet in der Regel einmal pro Woche und im Sitzen statt, Höchstdauer sind 100 Stunden. Viele tiefenpsychologisch zugelassene Therapeuten haben eine Ausbildung in einem zusätzlichen Verfahren wie Gestalt- oder Gesprächstherapie.

Anmerkung: Der Wissenschaftliche Beirat Psychotherapie unterscheidet nicht zwischen Psychoanalyse und tiefenpsychologisch fundierter Therapie, sondern fasst beide unter dem Begriff «Psychodynamische Therapien» zusammen.

Verhaltenstherapie

Die Verhaltenstherapie umfasst eine ganze Reihe verschiedener Therapieformen. Alle gehen davon aus, dass ein problematisches Verhalten und Erleben durch Vorbilder, Bestrafung und Belohnung erlernt wurde – und deshalb auch wieder verlernt werden kann. Dazu wird zuerst analysiert, unter welchen Bedingungen das Problem, etwa eine Panikattacke, aktuell auftritt. Ein Mann entdeckt vielleicht, dass er immer dann Herzrasen und Schweißausbrüche bekommt, wenn er eine längere Strecke allein mit dem Auto fahren muss. Um diese Panik zu verringern, setzt die Verhaltenstherapie ihr gezielte Entspannung entgegen. Im ersten Schritt stellt sich der Patient dann, entspannt, die lange Autofahrt nur vor. Im zweiten unternimmt er sie gemeinsam mit dem Therapeuten. Die angstauslösende Situation soll so lange ausgehalten werden, bis die Angst abklingt. Die Verhaltenstherapie arbeitet auch mit Belohnungen zur Verstärkung erwünschten Verhaltens. So kann etwa ein trockener Alkoholiker sich fürs Nichttrinken damit belohnen, dass er sich einen Theaterbesuch gönnt. Die Kasse bezahlt bis zu 80 Stunden Verhaltenstherapie.

Die folgenden Therapien und Methoden sind anerkannt (wenn auch nicht für alle Störungen), werden aber derzeit in der Regel nicht von der Krankenkasse bezahlt. Viele Therapeuten haben sie zusätzlich erlernt, sodass sie mit der Kasse abrechnen können, aber auch Elemente dieser Techniken einsetzen. Inwiefern einzelne Kassen eine bestimmte Technik doch bezahlen, ändert sich und hängt auch von der Störung ab, für die die Technik eingesetzt werden soll. Es lohnt daher immer, bei der eigenen Kasse nachzufragen und eventuell einen Antrag auf Kostenübernahme zu stellen.

Klientenzentrierte Psychotherapie / Gesprächspsychotherapie

Wie der Name nahelegt, steht hier der Klient/Patient im Mittelpunkt der Therapie. Der Erfinder Carl Rogers nahm an, dass jeder Mensch von sich aus das Bestreben hat, seelisch gesund zu werden, und dass ihn der Therapeut dabei nur unterstützt. Dazu bringt er dem Patienten und dem, was er sagt, bedingungslose Wertschätzung entgegen. Er achtet vor allem darauf, was der Patient über seine Gefühle mitteilt – auch wenn dieser sie nicht direkt ausspricht. Eine Frau berichtet vielleicht aufgewühlt, wie ihr Mann gestern trotz Verabredung nicht rechtzeitig nach Hause gekommen ist, um auf die Kinder aufzupassen. Der Therapeut achtet darauf, wie sie das sagt, und erwidert: «Da haben Sie sich im Stich gelassen gefühlt. Und waren auch ziemlich wütend.» Dieses Vorgehen erleichtert es dem Patienten, Gefühle selbst besser wahrzunehmen und dazu zu stehen. Er darf den Therapeuten aber auch jederzeit korrigieren, wenn dieser sich mit seiner Wahrnehmung irrt.

Systemische Therapie / Familientherapie

Die systemische Therapie wurde im Dezember 2008 vom Wissenschaftlichen Beirat anerkannt – nach Vorlage von über 80 wissenschaftlichen Studien. Sie betrachtet nicht nur den einzelnen Patienten, sondern sein ganzes direktes Umfeld, das System, in dem er lebt. Meist ist dies die Familie. Es wird angenommen, dass die Störung im ganzen System liegt und der Patient nur der Symptomträger ist. Nehmen wir an, in einer Ehe gibt es viele unterschwellige Konflikte. Das Paar möchte sich eigentlich trennen. Um dies zu verhindern, entwickelt die Tochter (unbewusst) eine Magersucht. Sie versucht damit, die Eltern aneinander zu binden, da sie sich ja nun um die kranke Tochter kümmern müssen. Der Therapeut versucht, dies in Sitzungen gemeinsam mit der ganzen Familie und mit einzelnen Mitgliedern herauszuarbeiten – und sucht mit der Familie nach Möglichkeiten, wie sich das ganze System positiv verändern kann.

Achtung: Die systemische Therapie ist nicht zu verwechseln mit System- oder Familienaufstellungen, auch wenn diese sich gern in die Nähe der seriösen Therapie rücken (so bezeichnen sie sich etwa auf Wikipedia als «Weiterentwicklung» der Methoden von Virgina Satir). Eine Aufstellung ist eben keine vollständige Therapie, sondern eine Kurztechnik, die noch dazu oft mit gefährlichen Elementen wie Schuldzuweisungen und Übersinnlichem arbeitet. Familien- und Systemaufstellungen verstoßen oft gegen grundlegende therapeutische Prinzipien und sind in keiner Weise vom Wissenschaftlichen Beirat anerkannt.

Manchmal übernehmen die Jugendämter auf Antrag die Kosten für eine Familientherapie.

Interpersonelle Psychotherapie
Die Interpersonelle Psychotherapie betont die Bedeutung enger persönlicher Bindungen für die seelische Gesundheit. Störungen werden als misslungene Versuche gesehen, sich an belastende äußere Ereignisse anzupassen. Das direkte Umfeld spielt dabei die zentrale Rolle. Es kann beispielsweise die Entstehung einer Depression fördern, umgekehrt kann aber auch die Depression Beziehungen belasten. In der Therapie geht es entsprechend nicht darum, tieferliegende Gründe zu analysieren, sondern in der Gegenwart die Beziehungen zu seinen Mitmenschen zu verbessern.

Ein Familienvater kommt vielleicht zum Therapeuten, weil ihm gekündigt wurde. Dadurch hat sich die Beziehung zu seiner Frau sehr verschlechtert, es gibt viel Streit. Der Mann zeigt nun Anzeichen einer Depression. In der Interpersonellen Therapie stellt er fest, dass er mit seiner Frau nie über seine Ängste, keine neue Arbeit zu finden, spricht. Nachdem er es versucht, zeigt seine Frau mehr Verständnis. Zugleich passt er sich seiner neuen Rolle aktiv an und übernimmt mehr Aufgaben im Haushalt und mit den Kindern, was ihm durchaus Freude bereitet. Durch die Erneuerung der Beziehung fasst der Mann auch neuen Mut, sich erneut zu bewerben.

Die Interpersonelle Psychotherapie ist nur für affektive Störungen (zum Beispiel Depressionen) und Essstörungen anerkannt.

Hypnotherapie
Die Hypnotherapie geht davon aus, dass sich die neuronale Aktivierung des Gehirns durch Aktivitäten von außen gezielt beeinflussen lässt. Das kann eine klassische Hypnose sein, wie etwa die Konzentration auf einen Gegenstand. Es kann aber auch das Lesen einer Geschichte sein. Durch solche Aktivitäten sollen Denk- und Lernprozesse beeinflusst werden. So kann etwa ein Raucher lernen, die Wahrnehmung einer Zigarette mit der Konzentration auf etwas anderes abzumildern. Hypnose bedeutet dabei nicht, die Gegenwart gar nicht mehr wahrzunehmen oder gar in andere Welten «abzutauchen». Es ist eher vergleichbar mit dem Betrachten eines Films im Kino.

Die Hypnotherapie ist nur anerkannt für die Bereiche «Psychische und soziale Faktoren bei somatischen (körperlichen) Krankheiten» und «Abhängigkeit und Missbrauch».

Neuropsychologische Therapie
Die neuropsychologische Therapie ist nur anerkannt für den Bereich «Hirnorganische Störungen bei Erwachsenen». Sie besteht vor allem in einem Training von Hirnfunktionen wie Wahrnehmung, räumliche Orientierung, Gedächtnis, Problemlösen oder Planen.

EMDR-Methode (Eye-Movement-Desensitization and Reprocessing, Augenbewegungs-Desensibilisierung und Wiederaufbereitung)
EMDR ist eine Methode zur Behandlung der posttraumatischen Belastungsstörung und auch nur als solche anerkannt. Sie geht davon aus, dass bei einem traumatischen Erlebnis wie etwa einem Überfall die Informationsverarbeitung im Gehirn gestört ist. Die einzelnen Bruchstücke werden nicht an die linke Gehirnhälfte weitergeleitet, sondern bleiben auf dem Weg dorthin quasi stecken. Dadurch wird die Erinnerung an das schreckliche Ereignis nicht richtig in das Gedächtnis eingebaut, sondern irrt frei herum. Deshalb ist sie sehr leicht abrufbar, beziehungsweise drängt sich dem Betroffenen in Flashbacks auf, ohne dass dieser es möchte. Er fühlt sich oft, als ob er wieder in der Situation sei, und erlebt die dazugehörigen Angstreaktionen. Das EMDR versucht, beide Gehirnhälften im Bezug auf das Trauma wieder in Verbindung zu bringen, damit die Erinnerung doch noch eingeordnet und verarbeitet wird. Dazu soll sich der Patient an das Ereignis erinnern und zugleich dem Finger des Therapeuten mit den Augen nach rechts und links folgen (alternativ gibt es einen Ton rechts und links oder eine Berührung der Hände). Entscheidend ist, dass die Hirnhälften abwechselnd angeregt werden. Dadurch wird quasi der Verarbeitungsweg auch für die traumatischen Erinnerungen wieder geöffnet. Be-

troffene können beispielsweise hinterher besser darüber sprechen. Im Anschluss bedarf es aber noch weiterer, klassischer Therapietechniken.

EMDR ist ein gutes Beispiel dafür, dass die seriöse Wissenschaft durchaus neue, ungewöhnliche Methoden anerkennt – wenn sie denn ihre Wirksamkeit beweisen können.

Vom deutschen Beirat nicht anerkannt, aber in Österreich und anderen europäischen Ländern anerkannt ist die

Gestalttherapie
Die Gestalttherapie betrachtet den Menschen als Einheit von Körper, Geist und Seele, eingebunden in sein soziales und ökologisches Umfeld. Damit die psychische «Gestalt» jeder Person, sein Ganzes gewissermaßen, sich entfalten kann, müssen alle Bereiche beachtet werden. Wird ein Bereich verdrängt oder vernachlässigt, so schafft das Probleme. Die Gestalttherapie geht davon aus, dass der Mensch aber selbst auch die Ressourcen hat, diese Probleme zu lösen, dass er sich lebenslang weiterentwickelt, wächst, sich immer wieder neu an seine Umwelt anpasst und diese auch selbst beeinflusst. Dabei können aber Strategien, die in der Vergangenheit sinnvoll waren, heute fehl am Platze sein und den Kontakt zu anderen behindern. In der Therapie wird nicht die Vergangenheit gedeutet wie in der Psychoanalyse. Der Patient soll sich bewusst werden, welche Gefühle, Gedanken, Bedürfnisse und Wünsche er jetzt gerade spürt. Der Therapeut unterstützt ihn dabei, zu entdecken, welche Bereiche er vielleicht vernachlässigt, welche Kräfte er selbst hat, um seine Situation zu verändern – und welche Unterstützung sein Umfeld ihm auch bietet.

Eine alleinerziehende Mutter kommt vielleicht zum Gestalttherapeuten, weil sie über unerklärliche Kopfschmerzen klagt. Der Therapeut ermutigt sie unter anderem, mit den Kopfschmerzen ein fiktives Gespräch zu führen. Dabei wird der Frau klar, dass die Schmerzen ihr auch die Möglichkeit bieten, sich wirklich einmal auszuruhen. Gemeinsam mit dem Therapeuten sucht sie nach Wegen, ihre Belastung zu verringern. Sie fragt eine Nachbarin, mit der sie sich gut versteht, ob sie gelegentlich auf die Kinder aufpassen könnte. Die Nachbarin sagt sofort zu, freut sich über das entgegengebrachte Vertrauen und bietet sogar einen regelmäßigen Termin in der Woche an. In der Zeit, die sie nun «kinderfrei» hat, belegt die Mutter einen Sportkurs.

Zwischen den verschiedenen Richtungen der Psychotherapie herrschten lange heftige, teils aggressive Diskussionen darüber, welcher Ansatz der richtige ist. Heute praktizieren viele Therapeuten und Kliniken eine Mischung verschiedener Ansätze und berücksichtigen, welcher zu welchem Patienten am besten passt. Neue Forschungen haben herausgefunden, dass der größte Wirkfaktor ohnehin nicht die Technik an sich ist, sondern die therapeutische Beziehung, die Therapeut und Patient aufbauen. Dies gilt aber nur für seriös ausgebildete Therapeuten, die ein Universitätsstudium absolviert haben, nicht für selbsternannte Heiler.

Außer den großen Verfahren gibt es noch unzählige kleinere, die ebenfalls seriös sind, wie Logotherapie, Transaktionsanalyse etc. Sie sind aber immer nur eine Ergänzung und können keine vollständige Therapie ersetzen. Die Gefahr ist hier, dass die Grenze zu unseriösen und gefährlichen Verfahren manchmal fließend und für den Laien schwer zu erkennen ist. Wenn Sie daher auf der sicheren Seite sein möchten, ist eine kassenfinanzierte Therapie die richtige Wahl.

Wer darf Psychotherapie anbieten?

Eine Heilbehandlung für psychische Krankheiten dürfen in Deutschland nur Ärzte, Psychotherapeuten und Heilpraktiker anbieten. Alle anderen dürfen Sie laut Gesetz etwa bei einer Depression gar nicht behandeln. Viele unseriöse Anbieter ohne Heilpraktikerschein kümmert das wenig – sie versprechen trotzdem «Heilung von Ängsten und Depressionen». Manche vermeiden auch nur den Begriff «Heilung» oder «Heilbehandlung» und sprechen stattdessen von «Beratung», «Training» oder Ähnlichem.

Die Berufsbezeichnung «Psychotherapeut» ist seit Inkrafttreten des Psychotherapeutengesetzes 1999 gesetzlich geschützt. Nur Ärzte, Psychologen oder Pädagogen und Sozialpädagogen (für Kinder und Jugendliche) mit entsprechender Zusatzausbildung dürfen sich so nennen. Also Personen, die alle ein mehrjähriges Studium plus Zusatzausbildung hinter sich haben. Deshalb sollten Sie unbedingt auf diese Bezeichnung achten. Finden Sie den Zusatz «Psychotherapeut» auf dem Klingelschild oder auf der Internetseite, können Sie sicher sein, dass derjenige sein Handwerk gelernt hat. Allerdings gibt es mittlerweile auch einige wenige schwarze Schafe unter den Psychotherapeuten, die neben ihrer seriösen Methode etwa noch Familienaufstellungen anbieten. Mit den gesetzlichen Kassen abrechnen dürfen Psychotherapeuten aber nur anerkannte Therapien – so haben Sie eine doppelte Qualitätskontrolle.

Nicht geschützt ist hingegen der Begriff «Psychotherapie». Leider, denn dies ist für Laien kaum zu durchschauen. Und genau das machen sich Pseudo-Therapeuten zunutze. Immer wieder erfinden sie Bezeichnungen, die dem des Psychotherapeuten möglichst ähnlich klingen, um sich einen seriösen Anschein zu geben. Immer wieder klagt der Berufsverband Deutscher Psychologen gegen solch irreführende Werbung – und gewinnt. So entschied das Landgericht Bamberg im November 2004, dass der Titel «Fachtherapeut für Psychotherapie», den eine private Heilpraktikerschule anbot, unzulässig ist. Durch diese Bezeichnung, so das Gericht, werde der Eindruck erweckt, «dass es sich bei den den Titel führenden Personen um solche mit abgeschlossenem Hochschulstudium handelt». Tatsächlich leiteten die Anbieter aber «ihre Fähigkeiten ausschließlich aus einer privaten Ausbildung her, deren Güte für den normalen Verbraucher in keiner Weise zu überprüfen ist». Ungeachtet des Urteils verwenden manche Heilpraktiker und Ausbildungsinstitute den Begriff «Fachtherapeut für Psychotherapie» weiter.

Eine Psychotherapie sollte man nur bei einem Psychotherapeuten oder einer Psychotherapeutin machen. Man unterscheidet zwischen ärztlichen und psychologischen Psychotherapeuten.

Ärztliche Psychotherapeuten haben nach dem Medizinstudium in Vollzeit eine fünfjährige Ausbildungszeit zum Facharzt für Psychosomatische Medizin und Psychotherapie (Schwerpunkt: körperliche Krankheiten mit psychischen Ursachen) oder für Psychiatrie und Psychotherapie (Schwerpunkt: eher primär psychische Erkrankungen) in einer Klinik absolviert. Sie haben dort fünf Jahre lang eigene Fälle behandelt, in Supervision ihr Handeln hinterfragt und waren auch einer gewissen Kontrolle durch Ober- und Chefärzte unterworfen. Dann erst dürfen sie in eigener Praxis Patienten behandeln. Fachärzte anderer Ausrichtungen, die Psychotherapien anbieten dürfen, haben nur eine kürzere Weiterbildung gemacht.

Psychologische Psychotherapeuten müssen nach ihrem Studium der Psychologie (für Erwachsenen- und Kindertherapeuten), Pädagogik oder Sozialpädagogik (nur für Kinder- und Jugendlichentherapeuten) eine umfangreiche Ausbildung an offiziell zugelassenen Instituten absolvieren und diese übrigens privat bezahlen. Vom Gesetzgeber ist festgelegt, dass die Ausbildung mindestens drei Jahre in Vollzeit oder fünf Jahre in Teilzeit umfassen muss. Dazu gehört ein praktisches Vollzeit-Jahr in der Psychiatrie und mindestens sechs eigene Fälle unter Supervision. Am Ende steht immer eine staatliche Prüfung. Auch welche Institute ausbilden dürfen, ist genau vorgeschrieben. Diese müssen unter anderem eine ausreichende Anzahl von Patienten behandeln, die tatsächlich krank sind.

Heilpraktiker müssen überhaupt keine psychotherapeutische Ausbildung absolviert haben. Sie legen lediglich eine allgemeine Prüfung vor der Ärztekammer ab, in der aber psychische Krankheiten nur ein Punkt von vielen sind. Trotzdem darf diese Berufsgruppe dann genau wie ein ärztlicher Psychotherapeut etwa Depressionen behandeln. Eine Sonderform ist der «Heilpraktiker Psychotherapie». Dahinter verbirgt sich ebenfalls eine Prüfung vor dem Gesundheitsamt, allerdings ausschließlich zu psychotherapeutischen Themen. Die Prüfung wird daher auch der «kleine Heilpraktiker» genannt. Hier wird zumindest ein gewisses psychotherapeutisches Fachwissen verlangt, die Anbieter sind also keine absoluten psychologischen Laien. Länge und Inhalte der Ausbildung sind aber nicht vorgeschrieben, nur die Prüfung selbst. Theoretisch kann jemand also Heilpraktiker Psychotherapie werden, ohne vorher einen einzigen Patienten behandelt zu haben. Zur Vorbereitung wird zuweilen nur ein einziges Buch empfohlen, manche Kurse dauern nur fünf Wochenenden. Ganze zehn Tage, um zu lernen, wie man Depressionen, Ängste, Magersucht oder Zwangsstörungen behandelt – das ist in etwa so, als würde jemand behaupten, er könnte in zwei Wochen Geige spielen lernen. Eine Psychotherapie bei einem Heilpraktiker ist daher nicht zu empfehlen.

Eine Ausnahme bilden Psychologen, Pädagogen oder Theologen, die eine Ausbildung in einem der neun wissenschaftlich anerkannten Verfahren absolviert haben, aber nicht mit der Kasse abrechnen können und deshalb oft ebenfalls mit Heilpraktikerschein arbeiten. Sie sind ebenfalls qualifiziert. Allerdings müssen Sie hier die erheblichen Kosten meist selbst tragen (außer wenn Sie privatversichert sind). Ein Psychologiestudium allein reicht für eine Qualifikation als Therapeut nicht – auch wenn einige Pseudo-Therapeuten damit werben.

Die gesetzlichen Krankenkassen bezahlen eine Psychotherapie nur bei approbierten ärztlichen oder psychologischen Psychotherapeuten, private teilweise auch bei Heilpraktikern. Psychotherapeuten unterliegen wie Ärzte der Schweigepflicht.

Das Heilmittelwerbegesetz

Der Heilpraktiker Psychotherapie klang so überzeugend: Fünf Krankengeschichten auf seiner Website belegten eindrucksvoll, wie wirkungsstark sein alternatives Verfahren ist. Entsprechend euphorisch waren auch die Dankesschreiben ehemaliger Patienten. Und schließlich erwähnte er ja auch die Studie die Uni XY, an der er beteiligt war und die die Wirkung des Verfahrens «eindeutig nachgewiesen» hat. Nur geholfen hat es dann leider doch nicht ...

Und deshalb verstößt der Heilpraktiker mit einer solchen Website auch gegen das Heilmittelwerbegesetz (HWG). Es regelt in Deutschland genau, was Anbieter im Gesundheitswesen dürfen, wenn sie Arzneimittel, Produkte, Behandlungen oder Verfahren anpreisen, «soweit sich die Werbeaussage auf die Erkennung, Beseitigung oder Linderung von Krankheiten, Leiden, Körperschäden oder krankhaften Beschwerden bei Mensch oder Tier bezieht».

Verboten ist demnach jede an die Allgemeinheit gerichtete Werbung:

— mit Krankengeschichten
— mit Äußerungen Dritter, «insbesondere mit Dank-, Anerkennungs- oder Empfehlungsschreiben
— mit fremd- oder fachsprachlichen Bezeichnungen (sofern nicht im allgemeinen Sprachgebrauch)
— mit «Gutachten, Zeugnissen, wissenschaftlichen oder fachlichen Veröffentlichungen sowie mit Hinweisen darauf»
— für Fernbehandlung

Wer einmal durch die Szene der Pseudo-Therapeuten streift, wird schnell feststellen, dass Verstöße gegen das Heilmittelwerbegesetz dort eher die Regel als die Ausnahme sind. Vor allem auf Krankengeschichten und Dankesschreiben möchten viele nicht verzichten.

Das HWG gilt dabei nicht nur für die Angehörigen der Heilberufe, sondern nach einer Entscheidung des Bundesverfassungsgerichtes von 2007 auch für andere, sofern sie ein Verfahren im Sinne des HWG anbieten.

Für alle Anbieter gelten auf jeden Fall die Beschränkungen des Gesetzes gegen unlauteren Wettbewerb (UWG). Dieses verbietet es etwa zu behaupten, dass die Wirkung einer Behandlung nachgewiesen ist, wenn dies nicht stimmt.

Wie bekomme ich eine Psychotherapie?

Die drei großen Richtlinienverfahren werden in Deutschland von den gesetzlichen Krankenkassen bezahlt, sofern man sie bei approbierten Ärzten oder Psychotherapeuten macht. Dies ist unbedingt zu empfehlen, denn Sie haben diese Leistung über Ihren Kassenbeitrag bereits bezahlt. Eine Therapie privat zu finanzieren, ist bei einem Stundensatz von rund 80 Euro und mehr sehr teuer. Wenn Sie die Kassenleistung in Anspruch nehmen möchten, haben Sie die Wahl zwischen den drei Therapieformen Psychoanalyse, tiefenpsychologisch fundierte Therapie und Verhaltenstherapie. Sie können direkt einen Termin bei einem niedergelassenen Therapeuten vereinbaren. Damit Sie prüfen können, ob der Therapeut für Sie passt, bezahlt die Kasse fünf sogenannte probatorische Sitzungen. Diese kann der Therapeut gleich selbst abrechnen – Sie müssen nur Ihre Krankenkassenkarte mitbringen. Erst danach müssen Sie bei Ihrer Kasse einen Antrag auf Kostenübernahme der gesamten Therapie stellen. Das entsprechende Formular bekommen Sie vom Therapeuten. Dieser schickt zusätzlich einen Bericht an die Kasse, in dem er begründet, warum die Therapie notwendig und erfolgversprechend für Sie ist. Die Kasse leitet diesen Bericht anonymisiert weiter an einen Gutachter. Stimmt dieser zu, so bewilligt sie dann eine bestimmte regelhafte Stundenzahl. Soll die Therapie danach weitergeführt werden, kann die Therapeutin, der Therapeut noch einmal eine Verlängerung beantragen.

Wenn Sie privat versichert sind, sollten Sie zunächst prüfen, ob Ihr Vertrag Psychotherapie einschließt. Sollte das nicht der Fall sein, können Sie dennoch mit der Kasse über eine Kostenübernahme verhandeln. Viele Kassen lassen sich auf eine Kulanzlösung ein, sofern der Therapeut mit einem Richtlinienverfahren arbeitet. Lassen Sie sich diese Zusage auf jeden Fall schriftlich geben. Erst dann sollten Sie einen Probetermin beim Therapeuten vereinbaren.

Wie lange dauert eine Psychotherapie?

Anbieter von Pseudo-Therapien behaupten oft, dass reguläre Psychotherapien «ewig» oder «viele Jahre» dauern. Dies ist aber in der Regel nicht so – und es hängt auch davon ab, wie lange Sie Therapie machen *möchten*. Viele, die erst Bedenken hatten, empfinden die Therapie nachher als so bereichernd, dass es ihnen eher schwerfällt, sie zu beenden. Aber Therapie hat immer auch ein Ende. Das ist wichtig, damit der Patient nicht vom Therapeuten abhängig wird und meint, es alleine nicht mehr zu schaffen. Ein guter Psychotherapeut macht sich deshalb selbst überflüssig. Wie lange Ihre Therapie tatsächlich dauert, hängt natürlich auch von der Schwere der Beeinträchtigung ab.

Aber auch davon, wie viel Sie selbst mitarbeiten und tatsächlich konkrete Veränderungen in Ihrem Leben umsetzen. Manche Beschwerden sind schon in einem halben oder einem Jahr verschwunden, andere brauchen vielleicht zwei oder drei Jahre. Sie sollten sich dabei aber nicht unter Zeitdruck setzen. «Therapie machen» bedeutet auch nicht, dass Sie ansonsten für nichts mehr Zeit und Energie haben. Im Gegenteil: Ihr sonstiges Leben läuft normal weiter und wird durch die Therapie hoffentlich sogar reicher und interessanter. Am längsten dauern in der Regel psychoanalytische Therapien, bei denen bis zu 300 Stunden bezahlt werden. Übrigens: Eine «Stunde» dauert in der Psychotherapie 50 Minuten.

Sie dürfen eine begonnene Therapie auch jederzeit beenden. Sei es, dass Sie das Gefühl haben, dass es Ihnen jetzt wieder bessergeht, sei es, dass Sie mit der Therapie unzufrieden sind. Eine gute Therapeutin wird mit diesem Wunsch professionell umgehen und ihn respektieren. Sinnvoll sind dann nur für beide Seiten ein oder zwei Sitzungen, um einen guten Abschluss zu finden.

Welche Therapie ist für mich die richtige?

Pauschal lässt sich nicht sagen, welche Therapie für welchen Menschen bei welcher Störung die beste ist. Die Entscheidung ist eine sehr persönliche, die nur Sie selbst treffen können. Wenn Sie unsicher sind, welche der drei kassenfinanzierten Therapien zu Ihnen am besten passt, können Sie sich in einer Beratungsstelle, etwa vom örtlichen Gesundheitsamt, weitere Informationen holen. Die Therapie muss sich auch in Ihren Alltag integrieren lassen. Wenn Sie nur einmal pro Woche Zeit haben, ist vielleicht eine Psychoanalyse nicht das Richtige. Wenn Sie nur Ihre Höhenangst bearbeiten möchten, nicht aber Ihre Kindheit, passt eine Verhaltenstherapie besser. Sie sollten sich die Entscheidung auch nicht zu schwer machen – viele Therapeuten arbeiten ohnehin mit einem Mix an Methoden. Viel wichtiger ist, dass Sie den Therapeuten oder die Therapeutin sorgfältig aussuchen.

So finden Sie den richtigen Therapeuten
Es gibt verschiedene Wege, um Adressen von Therapeuten in Ihrer Nähe zu finden. Sie können natürlich zuerst im Telefonbuch und in den Gelben Seiten schauen. Oder sich direkt an Ihre Krankenkasse wenden – dann haben Sie gleich die Gewissheit, dass der Therapeut auch mit dieser abrechnet. Dasselbe gilt, wenn Sie sich an die Kassenärztliche Vereinigung Ihres Bundeslandes wenden, die auch die psychologischen Psychotherapeuten aufführt. Auch der Berufsverband Deutscher Psychologinnen und Psychologen hat Adressen von Therapeuten in Ihrer Nähe. Wenn Sie vor der Therapie eine öffentliche Beratungsstelle (beispielsweise für Frauen oder Suchterkrankte) aufsuchen, können diese Ihnen meist auch Adressen von Therapeuten nennen. Empfehlungen von Freunden und Bekannten sind mit Vorsicht zu genießen. Denn was für den einen richtig ist, kann für die andere gar nicht passen. Seriöse Therapeuten behandeln zudem nicht zwei enge Freundinnen parallel, da dies zu Konflikten führen könnte (etwa wenn sich eine in der Therapie über die andere beschwert).

Wonach aber gehen, wenn man nur Namen und Adresse hat? Das ist in der Tat nicht einfach, denn letztlich muss einfach die Chemie stimmen. Hilfreich kann sein, den Namen des Therapeuten einmal bei Google einzugeben. Den richtigen Therapeuten zu finden, erfordert aber fast immer etwas Zeit und Aufwand. Es kann helfen, sich dies vorher zu verdeutlichen, damit man nicht den «Erstbesten» nimmt. Vergleichen Sie es mit einer Wohnungssuche – da nehmen Sie auch erst die, bei der Sie sich wohl fühlen. Fast jeder, der erfolgreich eine Therapie gemacht hat, hat sich zuvor mehrere Therapeuten angesehen. Dabei sind aber auch Psychotherapeuten nur Menschen. Suchen Sie daher nicht jemanden, der Ihnen «perfekt» erscheint, sondern gehen Sie danach, wie er sich konkret verhält – und wie es Ihnen damit geht.

Die erste Kontaktaufnahme erfolgt meist telefonisch. Machen Sie sich vor dem ersten Anruf Notizen darüber, was Sie wissen möchten – etwa, nach welcher Methode der Therapeut arbeitet. Klären Sie auf jeden Fall, ob er mit der Kasse abrechnet. Achten Sie bereits hier auf Ihr Bauchgefühl: Ist der Therapeut Ihnen sympathisch? Fühlen Sie sich respektvoll behandelt? Nur dann sollten Sie ein persönliches Gespräch vereinbaren. Oft kommt es vor, dass der Therapeut nicht gleich einen Termin frei hat, sondern erst in mehreren Wochen oder Monaten. Mehr als ein halbes Jahr sollten Sie aber nicht warten müssen, versuchen Sie es dann lieber bei einem anderen Therapeuten. Die Wartezeit sagt nichts über die Qualität der Therapie aus.

Bei diesem ersten Kennenlernen müssen Sie nicht gleich alles erzählen. Sagen Sie dem Therapeuten, was Sie sich von der Therapie wünschen, auch welche Bedenken Sie vielleicht haben. Bevor Sie einen zweiten Termin absprechen, schlafen Sie mindestens eine Nacht darüber. Erst nach fünf Sitzungen müssen Sie entscheiden, ob Sie bei einem Therapeuten bleiben möchten.

Ehe Sie sich auf jemanden festlegen, sollten Sie folgende Fragen mit Ja beantworten können:

Ist der Therapeut Ihnen ausreichend sympathisch?

Fühlen Sie sich in Ihrem Leid ernst genommen?

Können Sie alles sagen, ohne zurechtgewiesen zu werden?

Hat der Therapeut Ihnen genügend Freiraum gegeben, sich auch gegen die Therapie zu entscheiden?

Lässt sich die Therapie ohne zu große Mühe in Ihren Alltag integrieren?

Therapeuten dürfen in der Therapie nicht...

... eigene Probleme besprechen: Dies ist kein Zeichen davon, dass der Therapeut ihnen «besonders vertraut», sondern dass er sich selbst in den Mittelpunkt stellt.

... den Patienten abwerten oder verbal angreifen («Sie sind aber auch schwierig!»).

... vom Patienten Dienstleistungen fordern («Sie sind doch Jurist. Könnten Sie vielleicht einmal meine Steuererklärung ansehen?»).

... eine private Beziehung zum Patienten eingehen (sich beispielsweise zum Kino verabreden).

... Patienten ohne Grund körperlich zu nahe kommen.

Bei solchem Verhalten liegt der Verdacht nahe, dass der Therapeut seiner Rolle nicht mehr gerecht werden kann. Sie sollten Ihr Unbehagen auf jeden Fall ansprechen. Reagiert der Therapeut nicht adäquat, sollten Sie die Therapie abbrechen. Sie können sich mit Ihrer Beschwerde dann an die Krankenkasse, die Landespsychotherapeutenkammer oder die Landesärztekammer wenden. Auf jeden Fall sollten Sie auch versuchen, einen neuen, besseren kassenzugelassenen Therapeuten zu finden. Denn derartige Fehltritte sind in der seriösen Therapie die Ausnahme, nicht die Regel.

Für weitere Fragen zur seriösen Psychotherapie sehr zu empfehlen ist das Buch «Chance Psychotherapie» von der Verbraucherzentrale Nordrhein-Westfalen.

Ich möchte nicht gleich eine ganze Therapie machen
Keine Sorge, das müssen Sie auch nicht. Auch im seriösen Bereich gibt es viele kürzere Angebote, wenn auch noch nicht in ausreichender Anzahl. Eine gute Anlaufstelle sind grundsätzlich öffentliche Beratungsstellen, die von Gesundheitsämtern, Kirchen oder Vereinen betrieben werden. Hier können Sie mit allem kommen, was Sie auf dem Herzen haben. Viele kostet es erst mal Überwindung, zu einer solchen Stelle zu gehen oder dort anzurufen. Sie sehen es als Zeichen, es «allein nicht zu schaffen». Aber das stimmt nicht – mit diesem Schritt übernehmen Sie Verantwortung und tun selbst etwas dafür, dass es Ihnen bessergeht. Haben Sie keine Sorge, wegen irgendetwas schief angesehen zu werden. Die Berater und Beraterinnen sind gut ausgebildet, freundlich und werden es Ihnen so leicht wie möglich machen. Wahrscheinlich hören sie Ihr Problem nicht zum ersten Mal, und anderen geht es ähnlich. Viele Beratungsstellen bieten Kurzzeitberatungen bis zu zehn Stunden an. Wenn das Problem dann noch besteht, können Sie klären, ob eine weitergehende Psychotherapie für Sie in Frage kommt.

Ich möchte aber dennoch eine alternative Psycho-Technik ausprobieren
Natürlich ist dies Ihr gutes Recht. Es muss auch nicht immer etwas passieren. Ich möchte Sie aber ermutigen, mit sich selbst und Ihrer Seele fürsorglich umzugehen und sich vor möglichen Gefahren zu schützen. Ein paar Fragen können Ihnen dabei helfen:

Was erhoffe ich mir genau von dieser Therapie?
Oft wecken die Anbieter große Erwartungen. Es kann helfen, diesen nicht zu viel Glauben zu schenken, sondern die Technik als Chance zu sehen – sie kann mir helfen, muss es aber nicht unbedingt. Wenn nicht, gibt es auch noch andere Möglichkeiten für mich.

Was möchte ich bearbeiten und was nicht?
Manche Anbieter versuchen, die Teilnehmer möglichst weit zu «pushen». Sie ermuntern sie, auch schlimmste Verletzungen in kurzer Zeit offenzulegen. Überlegen Sie sich, wie weit Sie gehen möchten – und wie Sie diese Grenze notfalls verteidigen können. Etwa mit dem Satz: «Weiter möchte ich jetzt nicht gehen. Bitte respektieren Sie das.»

Kann ich vielleicht jemanden mitnehmen?
Eine vertraute Person dabeizuhaben, ist eine sehr große Stütze. So können Sie in den Pausen das Erlebte gemeinsam mit Distanz betrachten. Das kann Ihnen helfen, etwa eine scharfe Bemerkung des Anbieters innerlich zurückzuweisen. Wenn Sie niemanden mitnehmen können, verabreden Sie ein Telefonat. Auch wenn der Anbieter empfiehlt oder sogar anordnet, dass Sie mit niemandem telefonieren sollen: Wenn Ihnen danach ist, tun Sie es. Sie allein wissen, was Sie wann brauchen.

Mit wem kann ich hinterher sprechen?
Diesen Punkt halte ich für unabdingbar. Informieren Sie einen Freund, eine Freundin, dass Sie an der Technik teilnehmen wollen. Verabreden Sie, dass die Freundin danach für Sie erreichbar ist, falls es Ihnen schlechtgehen sollte. Wenn Sie gerade eine Therapie machen, sprechen Sie mit Ihrer Therapeutin darüber. Machen Sie die Technik nicht gerade dann, wenn im Anschluss zwei Wochen Therapiepause ist.

Kann ich notfalls abbrechen?
Dies sollte immer möglich sein. Egal, wie sehr der Anbieter Sie vielleicht unter Druck setzt: Er kann Sie nicht physisch festhalten (oder er macht sich strafbar), Sie dürfen jederzeit gehen. Manchmal sind die Treffen in abgelegenen Tagungshäusern. Fahren Sie mit dem eigenen Auto, damit Sie flexibel sind. Oder informieren Sie sich über die Busverbindungen und die Nummer von der Taxizentrale. Bitten Sie andere Teilnehmer (nicht den Anbieter), Sie zum Bahnhof zu fahren. Wenn Sie Scheu haben, den Abbruch offen zu sagen, erfinden Sie eine Notlüge, warum Sie nach Hause müssen. Bleiben Sie nicht da, nur weil Sie den Kurs schon bezahlt haben oder weil Sie sich der Gruppe verpflichtet fühlen. Ihr Wohlbefinden ist wichtiger! Manche Anbieter, etwa bei Rebirthing, verlangen auch, dass Sie sich zu Beginn der Behandlung bereits auf eine bestimmte Anzahl Stunden verpflichten. Dies ist höchst unseriös! Unterschreiben Sie daher nichts, womit Sie sich derart festlegen.

Warum kein normales Angebot?
Prüfen Sie noch einmal die Gründe, warum es gerade diese Technik sein soll. Haben Sie mit einer kassenfinanzierten

Therapie schlechte Erfahrungen gemacht? Vielleicht hat der Therapeut Sie verletzt, Grenzen missachtet oder Sie in eine Richtung gedrängt, die für Sie die falsche war. Dann sind Sie zu Recht sauer und misstrauisch. Aber der Fehler ist passiert, weil dieser Therapeut unfähig war. Seine Methode hilft eigentlich vielen, er hat sie aber falsch angewendet. Vielleicht geben Sie einem anderen Therapeuten, einer Therapeutin doch nochmal eine Chance? Oder einer anderen kassenfinanzierten Methode? Sie haben den großen Vorteil, dass Sie nichts selbst bezahlen müssen. Wenn Sie es noch einmal mit einem Kassen-Therapeuten versuchen wollen, sollten Sie diesen sehr genau auswählen.

Und wenn es schiefgegangen ist?
Ganz wichtig: Es ist nicht Ihre Schuld. Eine Therapie, auch eine Pseudo-Therapie, ist keine Prüfung, die man absolviert und wo man «besteht» oder «durchfällt», sondern sie soll Sie fördern und unterstützen. Wenn Sie sich nach der Teilnahme an der Technik deutlich schlechter fühlen als vorher, liegt das daran, dass der Therapeut nicht gut mit Ihnen umgegangen ist. Machen Sie sich nicht noch zusätzlich Vorwürfe, dass Sie daran teilgenommen haben. Es war eben ein Versuch, der nicht geklappt hat. Sie sind sicher nicht der oder die Einzige, die sich nach der Teilnahme schlecht fühlt.

Am wichtigsten ist, dass es Ihnen so schnell wie möglich wieder bessergeht. Dazu kann eine «Gegenbehandlung» notwendig sein. Wenn Sie merken, dass Sie noch länger an den Folgen einer Technik leiden, sollten Sie eine Beratungsstelle oder einen Psychotherapeuten aufsuchen. Wenn es Ihnen direkt nach der Teilnahme an der Technik sehr schlechtgeht, können Sie auch jederzeit in die psychiatrische Ambulanz des nächsten Krankenhauses fahren. Es kann hilfreich sein, wenn Sie dort von der Technik berichten, damit die Therapeuten wissen, was Ihre aktuellen Beschwerden verursacht hat.

Wie kann ich gegen den Anbieter vorgehen?
Das hängt davon ab, was er Ihnen im Vorwege versprochen hat und welche Qualifikation er aufweist. Hat ein Anbieter ohne Heilpraktikerschein eine Krankheit behandelt, etwa eine Depression, Asthma, Panikattacken oder Krebs, so können Sie Anzeige wegen Verstoß gegen das Heilpraktikergesetz erstatten. Dabei genügt manchmal schon, wenn Kunden den Eindruck gewinnen können, der Anbieter könne ihre Beschwerden behandeln. Da es sich um eine Straftat handelt, wird dann die Staatsanwaltschaft tätig. Sie werden aber voraussichtlich als Zeuge mitwirken müssen. Ob der Anbieter tatsächlich schuldig ist, muss ein Gericht entscheiden. Im Allgemeinen muss er dann eine Geldstrafe zahlen. Hartnäckigen «Heilern» droht auch das Gefängnis: So verurteilte das Amtsgericht Köln 1997 den selbsternannten «Krebsheiler» Ryke Geerd Hamer wegen Verstoßes gegen das Heilpraktikergesetz zu 19 Monaten Haft ohne Bewährung.

Wenn der Anbieter einen Heilpraktikerschein hat oder gar Arzt oder Psychotherapeut ist, ist der Fall schwieriger. Bei einem Arzt können Sie sich an die zuständige Ärztekammer wenden, bei einem Psychotherapeuten an die Landespsychotherapeutenkammer. Diese haben Beschwerdeausschüsse, vor denen der Anbieter dann Stellung nehmen muss. Heilpraktiker haben kein derartiges Aufsichtssystem. Es lohnt aber, das zuständige Gesundheitsamt über Ihre Erfahrungen zu informieren. Es kann bei gravierenden Verstößen die Heilpraktikererlaubnis entziehen. Aussichtsreich ist dies beispielsweise, wenn der Anbieter suggeriert, seine Technik allein reiche aus, um Ihre Beschwerden zu behandeln. Oder wenn er gar, wie viele Pseudo-Therapeuten, seriöse Methoden und die Schulmedizin abwertet.

Viele Anbieter von Pseudo-Therapien verstoßen in ihrer Werbung gegen das Heilmittelwerbegesetz, etwa durch Krankengeschichten und Dankesschreiben, oder gegen das Gesetz gegen unlauteren Wettbewerb (wenn behauptet wird, das Verfahren würde «nachgewiesenermaßen» wirken). In diesen Fällen lohnt es, dem Anbieter einen Brief zu schreiben, in dem Sie betonen, dass ein Gesetzesverstoß vorliegt, dass Sie sich durch diese Werbung getäuscht fühlen und daher Ihr Geld zurückfordern. Zuvor sollten Sie natürlich die entsprechenden Webseiten abspeichern oder ausdrucken. Bei Anbietern ohne Heilpraktikerschein können Sie auch das örtliche Gewerbeaufsichtsamt informieren. Dies kann dann etwa Fernheilern ihre Tätigkeit untersagen.

Ganz wichtig: Bevor Sie selbst etwas unternehmen, sollten Sie sich immer an Ihre örtliche Verbraucherzentrale oder an die unabhängige Patientenberatung (siehe Adressteil) wenden. Die Berater dort können für Ihren speziellen Fall die Erfolgsaussichten der verschiedenen Schritte einschätzen und Sie dabei auch praktisch unterstützen, etwa durch ein Schreiben an den Anbieter.

Abzuraten ist davon, den Anbieter selbst anzurufen, etwa weil Sie sich eine Entschuldigung erhoffen. Mit großer Wahrscheinlichkeit wird er – auch wenn er zuvor so «nett» war – aggressiv reagieren, Ihnen die Schuld am Scheitern der Behandlung geben oder Sie persönlich abwerten. Derartigen Verletzungen sollten Sie sich nicht aussetzen.

Auch bei allen anderen Möglichkeiten sollten Sie zuvor überlegen, was Sie sich zumuten wollen. Das Wichtigste ist, dass es Ihnen bald wieder bessergeht. Rechtliche Schritte können dabei helfen, sie können aber auch zu belastend sein.

Mehr Schutz für Patienten:
MASSNAHMEN GEGEN SCHARLATANE

Dieses Buch versetzt den Ratsuchenden – hoffentlich – in die Lage, unseriöse Angebote zu erkennen und ihre Gefahren zu vermeiden. Aber auch gesellschaftliche Institutionen tragen Verantwortung, wirklich kranke Patienten vor gefährlichen Techniken zu schützen. Dabei sind diejenigen gefordert, die gute seriöse Angebote machen, diejenigen, die sie auswählen, und nicht zuletzt diejenigen, die den gesetzlichen Rahmen festlegen, was im Gesundheitsbereich erlaubt ist und was nicht.

Mehr Information und Unterstützung für ratsuchende Patienten

Nur eine Minderheit in der Bevölkerung weiß, welche anerkannten Psychotherapien es gibt – und dass diese von der Krankenkasse bezahlt werden. Zu oft gilt Psychotherapie auch noch als etwas Geheimnisvolles oder Peinliches. Beides öffnet Scharlatanen die Tür. Denn wenn ich nicht weiß, dass ich eine Therapie auch umsonst bekommen kann, bin ich eher bereit, für eine Familienaufstellung zu zahlen. Wenn ich Angst habe, dass normale Therapien «ewig dauern», erscheint mir ein Wochenendseminar umso attraktiver. Daher braucht es mehr Aufklärung, wann eine Therapie sinnvoll ist, was sie leisten kann – und dass man sie nur bei Psychotherapeuten machen sollte. Die Krankenkassen sollten ihre Versicherten ermutigen, diese Leistung in Anspruch zu nehmen, und sie bei der Suche nach dem richtigen Therapeuten unterstützen. Denn wenn Patienten erst mal mit einem unfähigen Therapeuten schlechte Erfahrungen machen, sind sie umso eher versucht, es mit etwas «Alternativem» zu versuchen.

Keine gefährlichen Techniken an Volkshochschulen und Universitäten

Die Orientierung, welche Technik seriös ist und welche vielleicht gefährlich werden kann, ist für den Laien auch deshalb so schwierig, weil die Pseudo-Therapien bewusst die Anerkennung durch etablierte und öffentliche Stellen suchen. Wie soll der Ratsuchende da Verdacht schöpfen? Wenn die Volkshochschule Familienaufstellungen anbietet, wird es doch seine Richtigkeit haben. Wenn Hellingers Bücher in der Universitätsbücherei unter «Familientherapie» stehen, warum sollte man am Inhalt zweifeln? Hier sind die Verantwortlichen solcher Institute gefragt: Sie müssen viel genauer prüfen, wer bei ihnen was anbietet. Nicht nur die Techniken an sich. Auch die Anbieter. Denn wer ernsthaft an Heilung durch Engel glaubt oder an ein magisches wissendes Feld, an das Familienmitglieder angeblich angeschlossen sind – dessen fachliche Kompetenz als Trainer oder Berater muss generell bezweifelt werden. Hier sollte eine Art Unvereinbarkeitsbeschluss gelten: Wer gefährliche, unwissenschaftliche Psycho-Techniken praktiziert, disqualifiziert sich damit für Aufträge von seriösen Instituten. Denn selbst wenn er oder sie zu einem ganz anderen Thema referiert: Er kann die Veranstaltung nutzen, um sein krudes Weltbild zu verbreiten und für seine sonstigen Angebote Werbung zu machen. Und er wird dies wahrscheinlich auch tun.

Ich habe es selbst erlebt. Vor kurzem bot die Gewerkschaft Verdi in Hamburg für Selbständige ein Seminar zum Verhandlungstraining an. Auf der Homepage der Trainerin informierte sie, dass sie auch Familienaufstellungen macht. Ich nahm trotzdem an dem Seminar teil, weil es ja nur ums Verhandeln ging. Resultat: Die Trainerin war nicht nur schlecht. Sie empfahl auch Techniken wie «Klopfakupressur», um vor Verhandlungen gelassen zu sein. Ich brach das Seminar ab und beschwerte mich bei Verdi. Dort wurde mir mitgeteilt, dass es bereits andere ähnliche Beschwerden über die Trainerin gegeben habe. Man wolle ihr aber nicht gleich den Auftrag entziehen, sondern sich erst mal schlaumachen, was Klopfakupressur sei. Um herauszufinden, ob sie vielleicht tatsächlich in Verhandlungen hilft? Die Beschwerde blieb ohne Konsequenzen: Die esoterische Trainerin bietet immer noch Seminare für die Gewerkschaft an. Dabei gibt es genügend andere Anbieter, deren Qualifikation unzweifelhaft ist.

Der Fall zeigt: Um wissenschaftliche Standards zu sichern, muss man auch mal jemandem auf die Füße treten. Das ist unbequem und schafft Ärger. Aber wenn die Programmverantwortlichen diese Debatte scheuen, gewinnen gefährliche Techniken an Land. Und der unseriöse Ruf des Trainers bleibt mit der Zeit am eigenen Institut hängen. Aber vor allem werden die Teilnehmer wissentlich einem Risiko ausgesetzt.

Vollkommen inakzeptabel ist, wenn gesetzliche Krankenkassen, oft aus Unkenntnis, die Kosten für gefährliche Techniken übernehmen und ihre Versicherten damit darin bestärken, die Technik zu nutzen. Beim Festhalten etwa haben einzelne Anbieter Ausnahmeregeln mit ihren örtlichen Kassen erreicht. Auch wenn Kulanz grundsätzlich zu begrüßen ist – hier müssen die Kassen wachsamer sein. Das Gleiche gilt in Bezug auf staatliche Unterstützung für die Weiterbildung in Pseudo-Therapien. Zurzeit bezuschusst etwa das Land Nordrhein-Westfalen über Weiterbildungsgutscheine (finanziert mit Mitteln des Europäischen Sozialfonds!) eine Fortbildung zum Familienaufsteller bis zu 50 Prozent – und fördert damit direkt die Verbreitung unwissenschaftlicher Techniken.

Trennung von seriöser Therapie und Scharlatanerie

Traurig, aber wahr: Es gibt gelernte Psychotherapeuten und Fachärzte, die zugleich Familienaufstellungen anbieten. Zwar sind es bisher nur wenige, und sie dürfen das nicht mit der Kasse abrechnen. Aber wer prüft schon, ob sie in der Therapiestunde nicht doch das «wissende Feld» bemühen? Auf jeden Fall besteht die Gefahr, dass sie ihrem Patienten zur Teilnahme an einer Familienaufstellung raten, vielleicht als «Ergänzung» zur Therapie. Welcher Patient sollte da misstrauisch werden? Wenn es zunimmt, dass Psychotherapeuten unseriöse Praktiken vertreten, gibt es für Patienten keine Sicherheit mehr. Und für die Psychotherapeuten auch nicht. Denn wer unwissenschaftliche Techniken einsetzt, beschädigt das Ansehen des ganzen Berufsstandes. In die Regeln zur Berufsausübung von Psychotherapeuten gehört daher ein entsprechender Passus, dass der Therapeut nur wissenschaftlich fundierte Methoden einsetzen und dass er gefährliche Techniken seinen Patienten auch nicht empfehlen darf. Absolut inakzeptabel sind die Fälle, in denen es Familienaufstellern gelungen ist, für einzelne Kurse eine Anerkennung der seriösen Berufsverbände zu erlangen. So hat etwa die Landespsychotherapeutenkammer Baden-Württemberg einen Kurs in Systemaufstellungen als Fortbildung für Psychotherapeuten zertifiziert – obwohl sich das anbietende Institut dabei explizit auf die hellingerfreundliche Deutsche Gesellschaft für Systemaufstellungen bezieht. Das bedeutet: Seriöse Psychotherapeuten mit Kassenzulassung können sich das Orakeln mit dem wissenden Feld als Fortbildung (von denen sie eine bestimmte Stundenzahl absolvieren müssen) anrechnen lassen. Hier muss die Bundespsychotherapeutenkammer eingreifen, um die Qualität der psychotherapeutischen Versorgung zu sichern.

Gefahren unseriöser Techniken als Inhalt der psychologischen und medizinischen Ausbildung

Gerade Studenten der Medizin und der Psychologie sind oft offen für neue Ansätze und alternative Verfahren. Das ist grundsätzlich positiv – nur darf es nicht dazu führen, dass über die Studenten unwissenschaftliche Techniken universitäre Weihen empfangen. Es ist keine Nebensächlichkeit, wenn Universitäten für unkritische Arbeiten zum Quadrinity-Prozess oder zur Familienaufstellung einen Diplomtitel vergeben, obwohl der konkrete Inhalt der Arbeit dem Grundwissen in Klinischer Psychologie widerspricht. Denn die fertigen Diplompsychologen werben später mit ihrem akademischen Titel für die gefährliche Technik. Hier müssen die Universitäten mehr Kontroverse wagen und sich nicht von Laienanbietern das Zepter aus der Hand nehmen lassen. Sie müssen die Studenten aktiv informieren, wo die Grenzen dessen sind, was noch Psychotherapie ist – und was Scharlatanerie.

Qualitätssicherung in der seriösen Psychotherapie

Viele, die an esoterischen Techniken teilnehmen, haben es zuvor mit einer seriösen Psychotherapie versucht. Und wurden enttäuscht oder, noch schlimmer, verletzt und geschädigt. Wer wollte ihnen verdenken, dass sie sich nun lieber an Engel wenden? Deshalb muss auch die seriöse Therapie mehr Sorge tragen, dass Patienten nicht geschädigt werden. Einige Krankenkassen haben entsprechende Initiativen gestartet und Patienten aktiv befragt, wie sie mit dem Therapeuten zufrieden sind. Aber die Therapeuten müssen auch selbst aktiv werden. In vielen Kliniken ist eine Überprüfung des Therapieerfolges schon Standard, sie sollte es auch im ambulanten Bereich werden. Eine selbstkritische Haltung und regelmäßige Supervision kann Behandlungsfehlern vorbeugen. Das Bewusstsein für mögliche Fehler muss stärker Bestandteil der Ausbildung werden. Patienten sollten zu Beginn der Behandlung informiert werden, dass sie sich bei Schwierigkeiten auch an einen anderen niedergelassenen Therapeuten wenden können. Damit sie nicht stattdessen zum Rebirther gehen.

Kritische Fragen von Medienvertretern

Der Glaube an Übersinnliches hat ohne Frage etwas Faszinierendes. Das und der große Zulauf zu alternativen Methoden veranlassen auch immer wieder Vertreter der seriösen Medien, sich dem Thema zu widmen. Dabei lassen sich nicht wenige Journalisten, ob aus Unkenntnis oder schlicht aus Schlampigkeit, vor den Karren der Scharlatane spannen. Etwa, wenn das Wissenschaftsmagazin P. M. in seiner Online-Ausgabe behauptet: «Fernheilung funktioniert», obwohl die zugrundeliegende Studie nur beweist, dass der *Glaube* an Fernheilung eine, vor allem psychologische, Wirkung hat. Oder wenn der FOCUS ernsthaft einen PR-Berater der Branche fragt, woran der Verbraucher «seriöse» Geistheiler erkennen könne. Ihn ausführlich von angeblichen wissenschaftlichen Nachweisen berichten lässt, ohne selbst zu recherchieren, ob es diese Studien überhaupt gibt, wie sie durchgeführt wurden und zu welchem Ergebnis sie kommen (nämlich zum Gegenteil dessen, was der Vertreter behauptete). Das ist in etwa so, als würde man Rechtsradikale unkommentiert Studien referieren lassen, die angeblich beweisen, dass «die Ausländer» schuld an der Kriminalität in Deutschland seien.

Natürlich dürfen und müssen Esoteriker auch in seriösen Medien interviewt werden. Aber sie dürfen dort keine Werbeplattform bekommen. Journalisten müssen, wie bei allen Themen, kritisch nachfragen: Woraus bezieht der Anbieter seine Qualifikation? Wo sind die Beweise? Welche wirtschaftlichen oder selbsterhöhenden Interessen werden mit Heilsversprechen verfolgt? Woher wollen die Anbieter wissen, dass sie nicht nur einen Placebo-Effekt verursachen? Was ist mit denen, bei denen die Wunderheilung nicht wirkt oder sogar schadet? Sonst entsteht beim Leser, beim Zuschauer der Eindruck, eine Methode, die sich einfach jemand ausgedacht hat, stünde auf einer Stufe mit den seriösen, die in unzähligen Studien ihre Wirksamkeit bewiesen haben.

Übrigens: Studien über alternative Verfahren sollte

man grundsätzlich erst glauben, wenn man sie selbst gelesen hat, zumindest in der Zusammenfassung in einer offiziellen wissenschaftlichen Datenbank. Selten sind mir so viele schlechte Studien, dreiste Falschinterpretationen von Daten und glatte Lügen über Untersuchungsergebnisse begegnet wie bei Pseudo-Therapeuten.

Mehr Kontrolle der Anbieter durch die zuständigen Behörden

Verbieten kann man Pseudo-Therapien nicht. Denn in gewissem Maße hat natürlich jeder Betroffene das Recht, auch Exotisches auszuprobieren. Toleranz auch vielleicht absurder Ansichten ist eine wesentliche Grundlage für Freiheit. Auf der anderen Seite hat der Gesetzgeber aber erkannt, dass der Gesundheitsbereich besonders sensibel ist und daher reguliert werden muss. Es gilt, beide Interessen gegeneinander abzuwägen. Dies geschieht in Deutschland vor allem durch das Heilpraktikergesetz und das Heilmittelwerbegesetz (HWG). Nur: Die Einhaltung dieser Gesetze muss von den zuständigen Behörden auch aktiv kontrolliert werden – und nicht erst, wenn ein Patient zu Schaden gekommen ist. Bisher ist die Kontrolle mehr als mangelhaft und führt im Bereich von Pseudo-Therapien zu einem quasi rechtsfreien Raum. Viele Pseudo-Therapeuten ohne Heilpraktikerschein verstoßen jahrelang ungestraft gegen das Heilpraktikergesetz, weil sie eine Diagnose und Behandlung von Krankheiten anbieten. Anbieter mit Heilpraktikerschein werben verbotenerweise, aber unbehelligt mit Dankesschreiben von Patienten und diffamieren seriöse Methoden. Hier sind die Gewerbeaufsichts- und Gesundheitsämter gefordert, Verstöße zu finden und zu sanktionieren. Die konsequente Umsetzung von Heilpraktikergesetz und Heilmittelwerbegesetz kann Gefahren für Patienten zwar nicht völlig bannen, aber doch deutlich verringern.

Keine Psychotherapie durch Heilpraktiker!

Nach Jahren der Recherche in der Psycho- und Heilpraktikerszene bin ich der Meinung: Heilpraktiker sollten keine Psychotherapie anbieten dürfen. Das Risiko für Patienten ist zu groß. Dafür gibt es drei Gründe:

Erstens wird damit den Anbietern gefährlicher Techniken Tür und Tor geöffnet. Denn mit einem Heilpraktikerschein, der formal schon mit Hauptschulabschluss zu erlangen ist, darf jeder auch schwer Depressive behandeln. Zu viele missbrauchen diese Erlaubnis, um mit riskanten Techniken und falschen Versprechen Geld zu verdienen.

Zweitens sind Heilpraktiker für eine Psychotherapie nicht ausreichend ausgebildet (mit Ausnahme derer, die zugleich Pädagogen, Psychologen oder Theologen sind und eine zusätzliche Ausbildung in einem anerkannten Therapieverfahren haben). In der Schulmedizin mögen sie eine sinnvolle Ergänzung sein. Hier respektieren die meisten Heilpraktiker auch ihre Grenzen und schicken den Patienten bei ernsten Befunden zum Arzt. Psychische Beschwerden sind aber potenziell immer eine ernste Sache. Was als Rhythmusstörung anfängt, kann schnell zu einer Operation am offenen Herzen werden. Welcher Laie weiß schon, dass zu Beginn einer Therapie das Suizidrisiko ansteigt? Wie man eine Suizidgefahr überhaupt erkennt? Psychotherapeuten lernen, diese immer im Hinterkopf zu haben, wissen, worauf sie achten – und was sie im Ernstfall unternehmen müssen. Viele Heilpraktiker wissen das nicht. Psychotherapie ist nicht einmal immer Inhalt der staatlichen

Prüfung. Trotzdem dürfen Heilpraktiker allein mit diesem Schein etwa eine Magersucht behandeln. Das ist letztlich eine Geringschätzung von Psychotherapie, nach dem Motto «Kann ja jeder». Sicher, viele Heilpraktiker sind besten Willens und wollen ihren Patienten wirklich helfen. Aber guter Wille kann eben therapeutisches Wissen und Können nicht ersetzen. Psychotherapie kann eben nicht jeder, man muss sie aufwendig erlernen.

Aber was ist mit denen, die den «Heilpraktiker für Psychotherapie» haben? Immerhin, hier wird in der Prüfung dezidiert psychotherapeutisches Wissen abgefragt. Aber: Dies ist sehr viel oberflächlicher als bei Psychotherapeuten. Und vor allem ist es unter Umständen ein rein theoretisches Wissen. Psychotherapie ist aber vor allem praktische Beziehungsarbeit mit dem konkreten Menschen. Ein Heilpraktiker Psychotherapie darf eine Praxis eröffnen, ohne zuvor einen einzigen Patienten behandelt zu haben. Und soll dann ebenso gut therapieren können wie jemand, der ein volles Jahr auf der Psychiatrie mit Schwerkranken gearbeitet hat?

Drittens nutzen Patienten eine «Psychotherapie» bei einem Heilpraktiker höchstwahrscheinlich nicht als Ergänzung, sondern als Ersatz für eine kassenfinanzierte Therapie, denn die wenigsten möchten zwei Therapien gleichzeitig machen. Damit verhindert das heilpraktische Angebot de facto, dass Menschen wirkliche Hilfe für ihre Beschwerden erhalten.

In der Medizin wählen viele Patienten einen Heilpraktiker, weil ihr Arzt zu wenig Zeit für Gespräche hat und sie sich nicht ganzheitlich behandelt fühlen. Der Heilpraktiker hingegen «hört endlich mal zu» und bietet damit tatsächlich eine Leistung, die man in der Schulmedizin oft vermisst. Nur: Diese Kritik trifft auf die kassenfinanzierte Psychotherapie nicht zu. Ein Psychotherapeut, eine Psychotherapeutin hat mindestens so viel, wenn nicht sogar mehr Zeit für den Patienten als ein Heilpraktiker und arbeitet immer ganzheitlich. Er kann also Patienten dasselbe bieten wie ein Heilpraktiker Psychotherapie – nur viel qualifizierter.

Unbelassen bliebe Heilpraktikern die Möglichkeit, psychologische Kurse und Techniken für Gesunde anzubieten, die nur etwas Beratung suchen, mit dem Hinweis «Die Technik ist nicht geeignet bei ernsten Beschwerden oder psychischen Krankheiten». Das hätte viele der geschilderten Fälle verhindert, in denen Menschen durch einen Heilpraktiker psychisch geschädigt wurden.

Fazit: Wer als Beruf Kranke psychotherapeutisch behandeln möchte, soll Psychologie oder Medizin studieren und die entsprechende Zusatzausbildung machen. Und selbst dann braucht er noch kontinuierliche Supervision und Fortbildung, um fachlich fit zu bleiben. Dieser hohe Aufwand schreckt viele ab. Aber weniger ist zu wenig. Es geht um die Heilung der Seele – eines der wichtigsten Organe des Menschen. Da sollte die beste Ausbildung gerade gut genug sein.

Anmerkung:
Psychologen, Pädagogen oder Theologen ohne Kassenzulassung, aber mit einer Ausbildung in einem der neun anerkannten Therapieverfahren sollten dieses natürlich auch weiterhin anbieten dürfen.

Adressen

Hier finden Sie Hilfe, wenn Sie mit einer Pseudo-Therapie negative Erfahrungen gemacht haben. Alle Einrichtungen beraten bundesweit telefonisch.

Sekten-Info Nordrhein-Westfalen e. V.
Rottstraße 24
45127 Essen
Tel. 0201 – 23 46 46
www.sekten-info-nrw.de

Evangelische Zentralstelle für Weltanschauungsfragen
Auguststraße 80
10117 Berlin
Telefon: 030 – 283 95 – 211
www.ezw-berlin.de

Forum Kritische Psychologie e. V.
Margarethenried 10, «Alte Wirtschaft»
85413 Hörgertshausen
Tel. 08764 – 94 97 07
www.fkpsych.de

Sie können sich auch an die Patientenberatung der örtlichen Verbraucherzentralen wenden oder an die

Unabhängige Patientenberatung
Tel. 0800 – 011 77 22
www.unabhaengige-patientenberatung.de

Bei dringenden psychischen Problemen wie starken Suizidgedanken, dem Hören von Stimmen oder einer schweren Panikattacke können Sie jederzeit in die psychiatrische Ambulanz des nächsten Krankenhauses fahren oder auch einen Notarzt rufen.

Mehr Informationen zu den anerkannten Psychotherapien und zur Suche nach dem richtigen Therapeuten:

Bundespsychotherapeutenkammer
Klosterstraße 64
10179 Berlin
Tel. 030 – 27 87 85 – 0
www.bptk.org

Bundesärztekammer
Arbeitsgemeinschaft der deutschen Ärztekammern
Herbert-Lewin-Platz 1
10623 Berlin
Telefon: 030 – 40 04 56 – 0
www.bundesaerztekammer.de

Berufsverband Deutscher Psychologinnen und Psychologen e. V. (BDP)
Am Köllnischen Park 2
10179 Berlin
Tel. 030 – 209 16 66 00
www.bdp-verband.de

Sonstige Informationen über Psychotherapie erhalten Sie hier:

Wissenschaftlicher Beirat Psychotherapie
www.wbpsychotherapie.de
(Infos über das Prüfverfahren sowie Berichte zu den einzelnen Therapieverfahren)

frauengesundheitsportal.de
(Informationen der Bundeszentrale für gesundheitliche Aufklärung speziell für Frauen, auch zu psychischen Krankheiten – hilfreich auch für Männer!)

Die Online-Datenbank wissenschaftlicher Studien:

Deutsches Cochrane Zentrum
Universitätsklinikum Freiburg
Stefan-Meier-Straße 26
79104 Freiburg
www.cochrane.de

(Zusammenfassungen von Studien zu vielen Medikamenten und Therapien [kostenlos])

Rat und psychische Unterstützung bei Krebserkrankungen bekommen Sie bei:

Deutsches Krebsforschungszentrum /
Krebsinformationsdienst
Tel. 0800 – 420 30 40
www.krebsinformationsdienst.de

Deutsche Krebsgesellschaft e. V.
TiergartenTower
Straße des 17. Juni 106 – 108
10623 Berlin
Tel. 030 – 32 29 32 90
www.krebsgesellschaft.de

Weitere Informationen über Pseudo-Therapien und Psychogruppen:

Gesellschaft zur wissenschaftlichen Untersuchung von Parawissenschaften (GWUP) e. V.
Arheilger Weg 11
64380 Roßdorf
Tel. 06154 – 69 50 21
www.gwup.org

Literaturtipps:

Verbraucherzentrale Nordrhein-Westfalen: *Chance Psychotherapie*
Colin Goldner: *Die Psycho-Szene*. Alibri
Stiftung Warentest: Die Andere Medizin. «Alternative» Heilmethoden für Sie bewertet
Ute Benz (Hg.): *Gewalt gegen Kinder.* Metropol (speziell zum Festhalten)
Werner Haas: *Das Hellinger-Virus: Über Risiken und Nebenwirkungen von Aufstellungen.* Asanger
Michael Spöttl: *Vergebliche Hoffnung. Der Mythos von sanften und natürlichen Krebstherapien.* Alibri

Quellen

Badewien, Jan: *Reinkarnation – Treppe zum Göttlichen?* Konstanz 2004

Benz, Ute (Hg.): *Gewalt gegen Kinder. Traumatisierung durch Therapie?* Berlin 2004

Biedermann, Manuela: *Der Quadrinity-Prozess in der Schweiz: Dokumentation eines konkreten Angebotes auf dem Psychomarkt.* Lizentiatsarbeit Philosophische Fakultät Universität Freiburg (Schweiz) 2003

Byrne, Rhonda: *The Secret – Das Geheimnis.* München 2007

Buchard, Falk: «Verlaufsstudie zur Festhaltetherapie – erste Ergebnisse bei 85 Kindern.» In: *Praxis für Kinderpsychologie und Kinderpsychiatrie* 1998, 37, S. 89–99

Bühner, M.; Ziegler, M.: *Statistik für Psychologen und Sozialwissenschaftler.* München 2009

Cooper, Diana: *Der Engel-Ratgeber.* München 2002

Dalberg, Andreas: *Der Weg zum wahren Reiki-Meister.* München 2000

Dethlefsen, Thorwald: *Das Erlebnis der Wiedergeburt.* München 1976

Dethlefsen, T.; Dahlke, R.: *Krankheit als Weg.* München 2000

Deutscher Bundestag: *Endbericht der Enquete-Kommission «Sogenannte Sekten und Psychogruppen».* Drucksache 13/10950, 1998

Dierbach, Heike: «Rollenspiel um Schuld und Schicksal.» In: *Stern Spezial Gesund Leben,* 3/2005, S. 92/93

Dierbach, Heike: «Rebirthing.» In: *Stern Spezial Gesund Leben,* 5/2005, S. 62/63

Dierbach, Heike: «Festhaltetherapie.» In: *Stern Spezial Gesund Leben,* 6/2005, S. 112/113

Dierbach, Heike: «Hoffman-Quadrinity-Prozess.» In: *Stern Spezial Gesund Leben,* 1/2006, S. 120/121

Dierbach, Heike: «Reinkarnationstherapie.» In: *Stern Spezial Gesund Leben,* 2/2006, S. 80/81

Dierbach, Heike: «Vorsicht, Psycho-Falle: The Work.» In: *Stern Spezial Gesund Leben,* 6/2006, S. 76/77

Dierbach, Heike: «Engel-Therapie und Channeln.» In: *Stern Spezial Gesund Leben*, 9/2006, S. 86/87

Dierbach, Heike: «Pfusch an der Seele – Wie Psychotherapie krank machen kann.» In: *Stern* 12/2006, Titel und S. 52–64

Dierbach, Heike: «Gefährliches Wunschdenken.» In: *Stern Spezial Gesund Leben*, 12/2007, S. 116/117

Dierbach, Heike: «Die Wirklichkeit als Bausatz.» In: *Stern Spezial Gesund Leben*, 5/2009, S. 49–53

Goldner, Colin: *Die Psycho-Szene*. München 2000

Goldner, Colin (Hg.): *Der Wille zum Schicksal. Die Heilslehre des Bert Hellinger*. Wien 2003

Haas, Werner: *Familienstellen. Therapie oder Okkultismus?: Das Familienstellen nach Hellinger kritisch beleuchtet*. Kröning 2004

Hellinger, Bert: *Ordnungen der Liebe*. München 2002

Hoffman, Bob: *Entfaltung der Liebe. Der Quadrinity-Prozeß zur Aussöhnung mit dem inneren Kind*. München 1998

Levenson, M. R., Aldwin, C. M., Yancura, L.: «Positive Emotional Change: Mediating effects of forgiveness and spirituality.» In: *Explore* 2006, Vol. 2, Nr. 6, S. 498–508

Nelles, Wilfried: *Das Hellinger-Prinzip*. Freiburg 2004

Nelles, Wilfried: *Die Hellinger-Kontroverse*. Freiburg 2005

Peters, Ulrike: *Schnellkurs Esoterik*. Köln 2005

Petter, Frank Arjava: *Reiki ganz klar*. Aitrang 2006

Prekop, Jirina: *Hättest du mich festgehalten …* München 1999

Prekop, Jirina: *Ich halte dich fest, damit du frei wirst*. München 2008

Prophet, Elizabeth Clare: *Mit Engeln arbeiten*. Güllesheim 2004

Schröter-Kunhardt, Michael: «*Reinkarnationsglaube und Reinkarnationstherapie: Eine transpersonale Fiktion.*» VBG-Fachaufsatz 1/2002. Zürich 2002

Sigdell, Jan Erik: *Reinkarnationstherapie*. München 2006

Stahl, Dieter: *Gesund und fit durch Reiki*. Zürich 2001

Stamm, Hugo: *Achtung Esoterik. Zwischen Spiritualität und Verführung*. Zürich 2000

Stellberg, Rüdiger: *Rebirthing: Was es kann, wie es wirkt und wem es hilft*. Meerbusch 2004

Studentischer Sprecherrat der Universität München (Hg.): «*Nie-

mand kann seinem Schicksal entgehen ...» Kritik an Weltbild und Methode des Bert Hellinger. Aschaffenburg 2005

Ulsamer, Bertold: *Das Handwerk des Familienstellens.* München 2001

Verbraucherzentrale Nordrhein-Westfalen: *Chance Psychotherapie.* Düsseldorf 1999

Virtue, Doreen: *Das Heilgeheimnis der Engel.* München 2005

Virtue, Doreen: *Medizin der Engel.* Berlin 2005

Weber, G., Schmidt, G., Simon, F.: *Aufstellungsarbeit revisited ... nach Hellinger?* Heidelberg 2005

Welch, Martha G.: *Die haltende Umarmung.* München 1996

Wiesendanger, Harald: *Fernheilen. Neue Hoffnung für chronisch Kranke.* Band 2 und 3. Schönbrunn 2004

Internet-Quellen:

Abbot, N. C.; Harkness, E. F.; Stevinson C.; Marshall F. P.; Conn D. A.; Ernst E.: *Spiritual healing as a therapy for chronic pain: a randomized, clinical trial.* Abstract in www.ncbi.nlm.nih.gov/pubmed (29.4.2009)

Associated Press: *«Rebirthing» therapist loses appeal.* In: www.rockymountainnews.com (15.10.2004)

Astin J. A.; Stone J.; Abrams D. I.; Moore D. H.; Couey P.; Buscemi R.; Targ E.: *The efficacy of distant healing for human immunodeficiency virus – results of a randomized trial.* Abstract in www.ncbi.nlm.nih.gov/pubmed (29.4.2009)

Ernst, Edzard: *Distant-healing – an update of a systematic review.* Abstract in www.ncbi.nlm.nih.gov/pubmed (29.4.2009)

Gerbert, Frank: *Wenn Therapeuten Gott spielen.* Focus 13/1998, in: www.focus.de (1.5.2009)

Harkness, E. F.; Abbot, N. C.; Ernst E.: *A randomized trail for skin warts.* Abstract in www.ncbi.nlm.nih.gov/pubmed (29.4.2009)

Walach H.; Bosch H.; Lewith G.; Naumann J.; Schwarzer B.; Falk S.; Kohls N.; Haraldsson E.; Wiesendanger H.; Nordmann A.; Tomasson H.; Prescott P.; Bucher H. C.: *Effectiveness of distant healing for patients with chronic fatigue syndrome: a randomised controlled partially blinded trial (EUHEALS)*. Abstract in www.ncbi.nlm.nih.gov/pubmed (29.4.2009)

Watkin, Tim: *Self-Helf's Slimy ‹Secret›*. 6.4.2007 in: www.washingtonpost.com (27.4.2009)

www.abc.go.com (Zugriff 1.6.2009)
www.achtung-lichtarbeit.de (14.7.2009)
www.agpf.de (30.5.2009)
www.angelhealingtouch.de (2.5.2009)
www.bauer-seminare.de (11.3.2009)
www.dgh-ev.de (8.5.2009)
www.dgsf.org (1.5.2009)
www.dgfs.org (2.5.2009)
www.engel-orakel.de (6.5.2009)
www.esoterikforum.at (2.5.2009)
www.gesundheitsforschung-bmbf.de (1.7.2009)
www.gwup.org (2.5.2009)
www.hoffman-quadrinity-institut.de (25.4.2009)
www.heilpraktikerschule-moosburg.de (20.4.2009)
www.hellinger.com (20.4.2009)
www.iag-systemische-loesungen.de (25.4.2009)
www.juris.de (20.6.2009)
www.klinikum.uni-heidelberg.de (24.7.2009)
www.krebsinformationsdienst.de (8.5.2009)
www.kryonschule.de (7.5.2009)
www.moritzboerner.de (20.4.2009)
www.mein-geistheiler.de (10.7.2009)
www.ncbi.nlm.nih.gov/pubmed (1.7.1009)
www.physische-unsterblichkeit.de (15.4.2009)
www.pm-magazin.de (9.6.2009)
www.prekop-festhalten.de (10.4.2009)
www.psi-infos.de (23.6.2009)
www.quadrinity.de (29.4.2009)
www.rcpsych.ac.uk (8.5.2009)
www.rebirthing.de (15.1.2009)
www.rebirthinternational.de (15.4.2009)

www.reinkarnationstherapie.org (25.6.2009)
www.relinfo.ch (1.7.2009)
www.ret-revt.de (20.4.2009)
www.ritualdynamik.de (24.7.2009)
www.sekten-info-nrw.de (23.6.2009)
www.system-aufstellungen.de (26.4.2009)
www.systemische-gesellschaft.de (20.4.2009)
www.systemisches-institut-kassel.de (20.4.2009)
www.swr.de (20.4.2009)
www.thework.com (20.4.2009)
www.the-work.de (20.4.2009)
www.wieslocher-institut.com (20.4.2009)
www.youtube.com (20.4.2009)
www.zpid.de (18.7.2009)

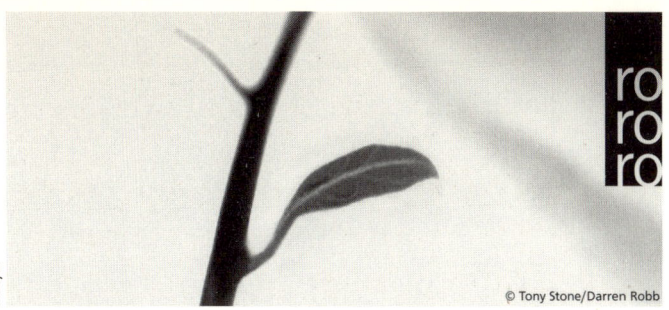

Lebenshilfe bei rororo

Stress, Depression, seelische Problemzonen – und die Kunst, sie zu überwinden

**Wayne W. Dyer
Der wunde Punkt**
Die Kunst, nicht unglücklich zu sein. Zwölf Schritte zur Überwindung unserer seelischen Problemzonen
rororo 17384

**Daniel Hell
Welchen Sinn macht Depression?**
Ein integrativer Ansatz
rororo 62016

**Edward M. Hallowell/ John Ratey
Zwanghaft zerstreut oder Die Unfähigkeit, aufmerksam zu sein**
rororo 60773

**Frederic F. Flach
Depression als Lebenschance**
Seelische Krisen und wie man sie nutzt
rororo 61111

**Reinhard Tausch
Hilfen bei Streß und Belastung**
Was wir für unsere Gesundheit tun können
rororo 60124

**Laura Epstein Rosen/ Xavier F. Amador
Wenn der Mensch, den du liebst, depressiv ist**
Wie man Angehörigen oder Freunden hilft

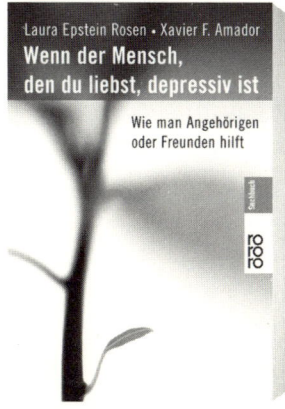

rororo 61331

Weitere Informationen in der Rowohlt Revue *oder unter* www.rororo.de

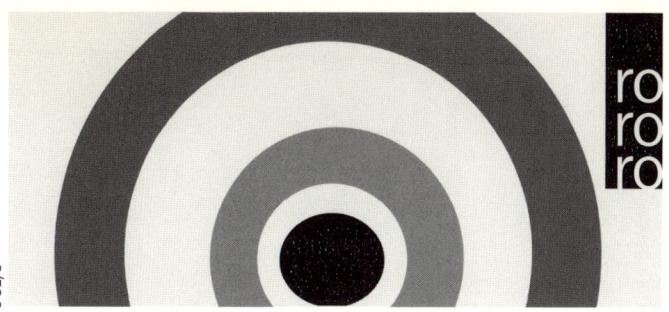

Psychologie bei rororo

Hilflos, unfähig, k.o. – oder doch lieber o.k.?

Renate Klöppel
Die Schattenseite des Mondes
Ein Leben mit Schizophrenie
rororo 61941

Eric Berne
Spiele der Erwachsenen
Psychologie der menschlichen Beziehungen. rororo 61350

Shakti Gawain
Stell dir vor *Kreativ visualisieren*
rororo 61684

Thomas A. Harris
Ich bin o.k. – Du bist o.k.
Eine Einführung in die Transaktionsanalyse. rororo 16916

**Amy Bjork Harris/
Thomas A. Harris**
Einmal o.k. – immer o.k.
Transaktionsanalyse für den Alltag. rororo 18788

Laurence J. Peter/R. Hull
Das Peter-Prinzip
oder Die Hierarchie der Unfähigen
rororo 61351

Wolfgang Schmidbauer
Hilflose Helfer
Über die seelische Problematik der helfenden Berufe
rororo 19196

Raymond Hull
Alles ist erreichbar
Erfolg kann man lernen

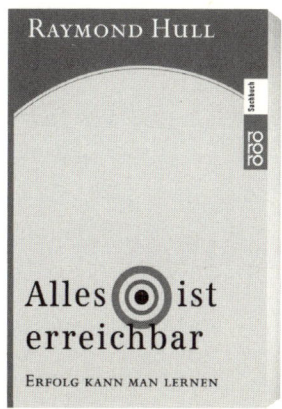

rororo 61352

Weitere Informationen in der Rowohlt Revue *oder unter* www.rororo.de

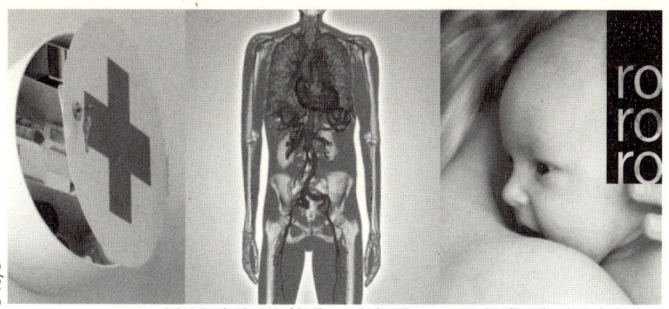

© 81A Productions/Corbis; Shutterstock; Grönemeyer Institut für MikroTherapie, Bochum

Kompetente Ratschläge, Tipps und Antworten für ein gesundes Leben

Petra Lukasch
Leichter durchs Leben
*Ohne Diät für immer schlank.
Erfolgsrezepte einer Bäckersfrau*
rororo 62324

Dr. Johannes G. Mayer
Das geheime Heilwissen der Klosterfrauen. rororo 62373

Susanne Holst
Klug essen – gesund bleiben
rororo 62381

Uta König
Wir wollen ein Baby
rororo 61561

Mechthild Scheffer
Die Original Bach-Blüten-Therapie zur Selbstdiagnose
rororo 61939

Geneen Roth
Essen als Ersatz
Wie man den Teufelskreis durchbricht
rororo 61965

Dietrich Grönemeyer
Grönemeyers neues Hausbuch der Gesundheit
Das umfassende Nachschlagewerk bei medizinischen Fragen und Problemen von Deutschlands bekanntestem und beliebtestem Arzt.
978-3-498-02503

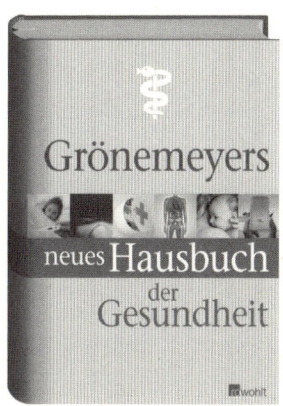

Weitere Informationen in der Rowohlt Revue oder unter www.rororo.de